2a. edición

101 Consejos para estar sano teniendo Diabetes (y evitar complicaciones)

Equipo de Cuidados de la Diabetes de la Universidad de Nuevo México

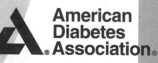

American Diabetes Association

Adquisiciones de libros, Sherrye Landrum; *Editora*, Sherrye Landrum; *Coordinadora de producción*, Peggy M. Rote; *Traducción*, Dr. Jorge Ramírez Peredo and Jewelyn Morris; *Composición*, Medical Trends, S.L.; *Diseño de la portada*, Wickham & Associates, Inc. and Rikki Campbell; *Imprenta*, Transcontinental Printing, Inc.

Printed in Canada
1 3 5 7 9 10 8 6 4 2

Las sugerencias e información contenidas en esta publicación son generalmente consistentes con las Clinical Practice Recommendations y otras normas de la American Diabetes Association, pero no representan la política o la posición de la Asociación o de ninguno de sus consejos o comités. Se han tomado medidas razonables para asegurar la exactitud de la información presentada. Sin embargo, la American Diabetes Association no puede asegurar la seguridad o eficacia de ningún producto o servicio descrito en esta publicación. Se recomienda a los individuos consultar a un médico o a otro profesional de atención de la salud apropiado antes de empezar alguna dieta o programa de ejercicio, o tomar alguna medicina mencionada en esta publicación. Los profesionales deben utilizar y aplicar su propio juicio, experiencia y entrenamiento profesional y no deben basarse únicamente en la información contenida en esta publicación antes de prescribir alguna dieta, ejercicio o medicina. La American Diabetes Association -sus funcionarios, directores, empleados, voluntarios y miembros- no asume ninguna responsabilidad por daño personal o algún otro, pérdida o daño que pueda resultar de las sugerencias o información de esta publicación.

El papel (el artículola ponencia) en esta publicación encuentra las exigencias del Estándar ANSI Z39.48-1992 (la permanencia de papel (artículo, ponencia)).

Los títulos de ADA pueden ser comprados para el empleo de negocio o promocional o para ventas especiales. Para comprar este libro en cantidades grandes, o para las ediciones de encargo de este libro con su logo, se ponen en contacto con Lee Romano Sequeira, Ventas Especiales y Promociones, en la dirección dada más abajo, o a LRomano@diabetes.org o 703-299-2046.

American Diabetes Association
1701 North Beauregard Street
Alexandria, Virginia 22311

Departamento de Catálogo y Publicación de Datos de la Biblioteca del Congreso

101 tips for staying healthy with diabetes (& avoiding complications) Spanish
101 consejos para estar sano teniend diabetes (y evitar las complicaciones) /
   University of New Mexico Care Team ; [David S. Schade, editor in chief ... et al.]—2a ed.
   p. cm.
   Includes index.
   ISBN 1-58040-174-0 (pbk. : alk. Paper)
   1. Diabetes—Popular works. 2. Diabetes—Miscellanea. 3. Diabetes—Complications—Prevention—Miscellanea. I. Title: Ciento un consejos para estar sano teniendo diabetes (y evitar las complicaciones). II. Schade, David S., 1942- III. University of New Mexico. Diabetes Care Team. IV. American Diabetes Association. V. Title.

   RC660.4 .A1618 2002
   616.4'62—dc21

2002027834

101 CONSEJOS PARA ESTAR SANO TENIENDO DIABETES (Y EVITAR LAS COMPLICACIONES)

▼

CONTENIDO

RECONOCIMIENTOS

▼

La University of New Mexico Diabetes Care agradece a Carolyn King, MEd, de la University of New Mexico su experiencia editorial y su trabajo intenso en los manuscritos. También reconocemos la asistencia editorial de Sherrye Landrum de la American Diabetes Association y la experiencia de Wickham y Asociados en el diseño de la portada de esta serie.

Gracias a Greg Admonson y Aime Ballard-Wood por copiar y editar las dos ediciones de este libro y a Francine Kaufman, MD; Eleanor Lordon, RN, MS, CNS, CDE; Lea Ann Holzmeister, RN, CDE; y David Kelley, MD, por revisar los manuscritos. Un agradecimiento especial a Jim Stein de Insight Graphics por la autoedición de la primera edición de este libro. Carolyn Segree coordinó la impresión de la primera edición, y Peggy Rote la impresión de la segunda edición.

INTRODUCCIÓN

▼

Estamos muy complacidos de que nuestro primer libro, 101 Tips for Improving Your Blood Sugar, fuera tan bien recibido por la gente con diabetes. Este primer libro fue el resultado de la sugerencias que nos hicieron nuestros pacientes que habían encontrado formas exitosas para reducir su azúcar en la sangre a los niveles apropiados. Enseguida pasamos estas sugerencias a ustedes, nuestros lectores. El libro actual, 101 CONSEJOS PARA ESTAR SANO TENIENDO DIABETES (Y EVITAR LAS COMPLICACIONES), tiene más sugerencias de nuestros pacientes para usted.

Hemos revisado este libro para asegurarnos de que todos los consejos son de actualidad. Los cuidados de la diabetes cambian rápidamente y aparece nueva información todos los días. Hemos reemplazado los consejos obsoletos y hemos agregado diez consejos extras al libro para proporcionarle nueva información.

Como prestadores de salud, estamos convencidos de que el paciente tiene que tomar decisiones importantes respecto a su diabetes y a su salud. Para hacerlo con éxito, debe comprender tanto las razones de los objetivos de la salud como los medios para lograrlos. El tratamiento de la diabetes está cambiando rápidamente, y nuestros libros están estructurados para ayudarlo a encontrar y recordar más fácilmente la información que necesita. Gracias a muchos individuos y organizaciones dedicadas, las opciones adicionales de tratamiento continuarán estando disponibles en el futuro. Agradecemos a la American Diabetes Association publicar nuestros libros y hacerlos disponibles a sus miembros a precio reducido. Todos los beneficios de nuestros libros están destinados a una mayor investigación y cuidados de la diabetes. Con su ayuda, creemos que la diabetes será una enfermedad «curable» en los próximos 10 años. Gracias.

The University of New Mexico Diabetes Care Team

Capítulo 1
INFORMACIÓN GENERAL

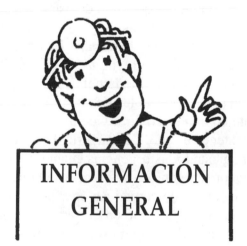

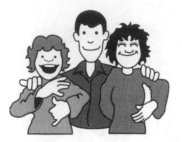

¿Debo decir a mi patrón y a mis compañeros que tengo diabetes?

▼

TIP:

Si lo dice o no a alguien depende de usted. Tiene una responsabilidad consigo mismo y con sus compañeros de mantener seguro el ambiente de trabajo. Es importante tener un sistema para manejar las urgencias, como una baja severa de azúcar en la sangre o un día de enfermedad. Sus compañeros no son responsables de su cuidado, pero probablemente note que serán muy comprensivos y quieran ayudarlo a mantenerse sano. La mayoría de la gente se siente más a gusto manejando las urgencias cuando tienen cierta preparación y conocimientos. No tiene usted que hacer de la diabetes el tema diario de conversación y puede sentirse incómodo dejando que la gente en el trabajo se convierta en "patrulla de control". Ésta es una selección personal que requiere consideración de su parte, pero usted notará que su vida es más fácil si deja que los demás lo apoyen para manejar su diabetes y mantenerse sano.

¿ *Puedo adquirir la diabetes de alguien más?*

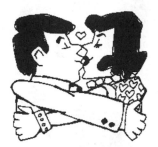

▼

TIP:

No. No puede. La diabetes no es como un resfriado o flu. Hay muchas causas de la diabetes, pero ni la diabetes tipo 1 ni tipo 2 han mostrado que sean infecciosas o contagiosas (adquiribles). Usted no puede adquirir la diabetes de otra persona, ni besándola. La mayoría de diabetes se desarrolla por una tendencia hereditaria. Si usted ha heredado este gen, puede desarrollar la diabetes tipo 1 cuando se expone a algo en el ambiente. Este factor desconocido precipita el inicio de la diabetes. Puede usted desarrollar la diabetes tipo 2 si (además de heredar el gen) aumenta de peso y no practica ejercicio regularmente. También hay causas menos frecuentes de diabetes, como consumir alcohol de forma prolongada y excesiva o tener demasiado hierro en la sangre. Por lo tanto, hay muchas causas de la diabetes, pero adquirirla de otra persona no es una de ellas.

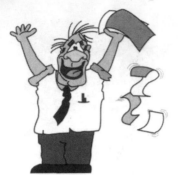

¿ *Qué tan cerca estamos de la curación de la diabetes?*

TIP:

D epende de lo que usted quiera decir con "curación". La diabetes no es realmente una sola enfermedad. Probablemente tenga muchas causas y, por lo tanto, muchas curaciones. Se ha logrado un gran avance en los últimos años hacia la prevención de la diabetes y el tratamiento de la enfermedad una vez que ocurre. Estos avances son importantes hasta que se disponga de curación. La curación final de la diabetes será probablemente un reemplazo de las células del páncreas que producen la insulina. Esto podría hacerse insertando una bomba de insulina con control remoto regulada automáticamente por un sensor de glucosa. La bomba implantable ha sido desarrollada ya y probada en más de 400 personas en el mundo. Los sensores de glucosa se encuentran en desarrollo y deben estar disponibles en un futuro próximo.

Otro enfoque es trasplantar las células que producen insulina a la persona con diabetes. Este enfoque ha sido realizado ya con éxito en animales con diabetes. Ha sido más difícil en humanos, porque nuestro cuerpo ve a estas células como un material extraño y tiende a eliminarlas. Muchos investigadores están tratando de superar estos problemas. Lo que podemos decir es que esperamos una curación de algunos tipos de diabetes en los próximos 10 años.

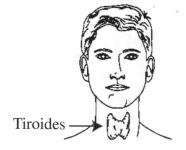

¿ Me coloca la diabetes en riesgo de desarrollar problemas tiroideos?

Tiroides ➝

▼

TIP:

Tal vez. La glándula tiroides de su cuello secreta la hormona tiroidea. Los niveles bajos de hormona tiroidea (falla tiroidea) son frecuentes en individuos con diabetes tipo 1. La hormona tiroidea proporciona energía y ayuda a mantener otros órganos y sistemas de su cuerpo. Nosotros recomendamos que se haga una prueba de hormona tiroidea una vez al año, particularmente si se siente más cansado de lo habitual o si tiene otros síntomas como estreñimiento, piel seca y siente frío la mayor parte del tiempo. El tratamiento es fácil y no es costoso. Esto es importante, porque cuando no se trata la hormona tiroidea baja, puede conducir a muchos problemas médicos. No dude en pedir a su médico que determine periódicamente su nivel de hormona tiroidea en la sangre. Recuerde que pueden ocurrir otros problemas médicos en la gente con diabetes que no están directamente relacionados con los niveles elevados de azúcar en la sangre.

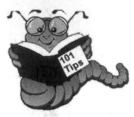

¿ *Como puedo aprovechar al máximo mi visita a mi equipo de atención de la salud?*

▼

TIP:

Primero, haga planes con anticipación. Escriba todas las preguntas que quiere formular al equipo. Es muy fácil olvidar las preguntas si no las escribe. Lleve también lápiz o pluma para escribir las respuestas. Si está preparado, la visita tiene mayores probabilidades de satisfacer sus necesidades. Segundo, llegue a tiempo a su cita. Si llega tarde, su equipo de atención de la salud puede no disponer de tiempo suficiente con usted para solucionar sus problemas. (Para leer en la sala de espera, podría llevar este libro o nuestro primer libro: *101 Tips for Improving Your Blood Sugar*, y revisar los consejos que se aplican para usted). Tercero, lleve siempre las medicinas que toma para que el equipo de atención de la salud pueda revisarlas. Cuarto, asegúrese de llevar los registros recientes de sus resultados de azúcar en la sangre, peso, presión arterial y programa de ejercicio. Estos registros lo ayudan a usted y a su equipo a ver su progreso para lograr sus objetivos. Si no tiene un cuaderno de registro, lleve su glucómetro.

¿ Qué tan a menudo debo ver a mi médico para estar lo más sano posible?

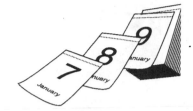

TIP:

L a frecuencia de las visitas médicas necesarias para su diabetes varía de acuerdo a cuánto tiempo ha tenido la diabetes, su habilidad para ajustar su régimen de tratamiento eficazmente para mantener un buen control de azúcar en la sangre, y si tiene complicaciones diabéticas u otros problemas médicos que puedan interferir con su manejo de la diabetes.

Como mínimo, todos los pacientes diabéticos deberían ver a un médico dos veces al año. Reforzar su motivación para alcanzar un buen control de la glucosa en la sangre es una parte importante de cada visita. Se le debe practicar entonces un análisis de HbA$_{1c}$, o si se aplica insulina, se debe practicar el análisis cada tres meses para ver cómo está el control de su glucosa en la sangre.

Además, todos los pacientes con diabetes deben tener a alguien que puedan contactar avisando con poca anticipación para discutir los problemas que surgen, como elevación del azúcar en la sangre sin explicación o una enfermedad repentina. Esta persona no necesita ser un médico pero debe ser un educador de diabetes certificado (CDE), una dietista registrada (RD), una enfermera práctica o una enfermera que maneja casos de diabetes.

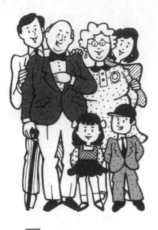

¿ *Deben leer este libro mis familiares?*

▼

TIP:

¡Sí! Hay varias buenas razones para que cada uno de sus familiares lea este libro. Primero, hay muchos consejos que se aplican también a la gente sin diabetes. Cualquiera que quiere permanecer con buena salud se beneficiará con estos consejos. Segundo, sus familiares pueden apoyarlo mejor cuando comprenden lo que se necesita. Por ejemplo, un cambio a una alimentación más saludable es más fácil si todos los miembros de la familia hacen el mismo compromiso. Hay ideas obsoletas de lo que es bueno para una persona con diabetes. Manteniéndose al día hace más fácil planear salir con la familia, ir de picnic y a fiestas tomándolo a usted en cuenta. Cada uno de sus familiares debe ser capaz de reconocer los signos y síntomas de la baja de azúcar en la sangre. Tercero, los familiares de la gente con diabetes tienen un mayor riesgo de desarrollar diabetes. Cambiar a un estilo de vida más sano, tanto usted como sus familiares, puede prevenir o retrasar significativamente el inicio de la diabetes.

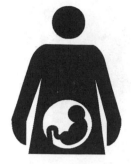

Si tengo diabetes cuando estoy embarazada, ¿significa que tengo mayor probabilidad de tener diabetes después permanentemente?

▼

TIP:

Sí. El hecho de tener elevación del azúcar durante el embarazo indica que su páncreas no puede producir la insulina extra para cubrir las necesidades aumentadas por el embarazo. Esto sugiere que puede desarrollar diabetes inclusive si no vuelve a embarazarse. Aproximadamente el 5 % de las mujeres como usted desarrollan diabetes cada año si no hacen esfuerzos por mejorar su estilo de vida. Las mujeres aumentan de peso durante el embarazo pero no siempre lo bajan después del parto. Con varios embarazos, una mujer puede aumentar bastante peso. Por lo tanto, si usted desarrolla elevación del azúcar en la sangre durante el embarazo, es muy importante que baje todo el peso que aumentó durante el embarazo. Consuma alimentos saludables y practique ejercicio todos los días. Éste es el mejor enfoque que puede usted tomar para evitar que ocurra diabetes permanente.

Si usted decide amamantar a su bebé, no empiece un programa de reducción de peso sin recomendación médica. Para amamantar a su bebé necesita usted la misma cantidad de calorías que durante los últimos tres meses de su embarazo. Cuando deja de amamantar a su bebé, puede dedicarse a reducir cualquier peso extra que tenga todavía.

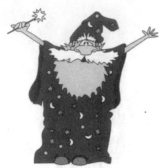

¿ Es la diabetes una enfermedad nueva?

▼

TIP:

No. La diabetes ya se conocía hace más de 2.000 años cuando Areteo de Capadocia, el médico griego, le dio el nombre. Sin embargo, se hicieron muy pocos avances en la comprensión o tratamiento de la enfermedad hasta 1869, cuando Paul Langerhans describió unos pequeños islotes en el páncreas. Sin embargo, no sabía cuál era su función. Las cosas progresaron más rápidamente cuando Oskar Minkowski se dio cuenta de que extirpando el páncreas de un perro, el perro orinaba frecuentemente. También encontró azúcar en la orina del perro. En 1909, el científico belga Jean de Meyer utilizó el término "insulina" para una sustancia hipotética del páncreas que controlaba el azúcar en la sangre, aunque la insulina no había sido descubierta todavía. Finalmente en 1921, después de una serie de experimentos, J.J.R. Macleod, Charles Best, Frederick Banting y James Collip tuvieron éxito en purificar la insulina y en tratar a un paciente diabético con ella. Este descubrimiento salvó a mucha gente de morir en coma causado por el azúcar elevado en la sangre. La diabetes ha estado en el mundo un largo tiempo, pero todavía necesitamos nuevos y mejores tratamientos.

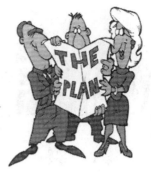

¿Qué es mi "equipo de atención de la salud" y cómo puedo encontrar a estos prestadores de cuidados de la salud?

▼

TIP:

Además de su médico, necesita a alguien entrenado para ayudarlo con los retos diarios que significa vivir con diabetes. Los educadores de diabetes, las enfermeras y las dietistas, más su médico, son los principales miembros de su equipo de cuidados de salud. Un educador de diabetes certificado (CDE) es un profesional de la salud (enfermera registrada [RN], dietista registrado [RD], farmacéutico, médico, etc.), que ha sido entrenado y "certificado" como experto en la educación y manejo de la diabetes. Si no puede usted encontrar a un CDE, debe buscar una enfermera o una RD interesada en diabetes y dispuestas a ayudarlo. Pregunte a su médico si conoce a alguien con experiencia en diabetes. Puede usted localizar a un CDE en su área llamando a la Diabetes Educator Access Line (800) 832-6874 de la American Association of Diabetes Educators (AADE). Le pedirán su código postal y lo ayudarán a encontrar un CDE cerca de usted. Puede usted querer también buscar un programa de educación de diabetes que ofrezca clases individuales o en grupos. La American Diabetes Association tiene una lista de programas de diabetes "reconocidos" y puede haber uno en su área. Llame al (800) DIABETES para obtener esta información. Si no hay ningún centro de diabetes reconocido cerca de usted, llame a su hospital local y pregunte por un programa de educación de diabetes o por educadores de diabetes en su personal.

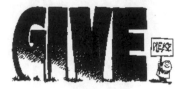

¿ Qué puedo hacer para ayudar a curar la diabetes?

▼

TIP:

¡**P**uede hacer mucho! La mayoría de la gente no se da cuenta de cuán importantes son sus esfuerzos para ayudar a curar la diabetes. La razón principal por lo que se ha avanzado tanto en los últimos cincuenta años es el trabajo de los individuos como usted para apoyar las organizaciones que investigan la curación de la diabetes. Una de estas organizaciones es la American Diabetes Association (ADA).

A nivel local, puede usted alentar a sus amigos y vecinos a apoyar los esfuerzos de la oficinas locales de la ADA para obtener fondos, como eventos de caminatas. Los donativos apoyan la nueva investigación en la diabetes y son deducibles de impuestos. Si se une, tendrá la información actualizada sobre un mejor manejo de la diabetes y se mantendrá informado respecto a la legislación importante referente a la diabetes en el Congreso de EE.UU. Sus cartas a los representantes locales y estatales (congresistas y senadores) pueden definitivamente ayudar a obtener dinero a nivel estatal y nacional para la investigación y tratamiento de la diabetes. Su oficina local de la ADA ([888] DIABETES) puede proporcionarle sus nombres y direcciones. Recuerde, puede usted realmente hacer la diferencia.

¿ *Es la diabetes una enfermedad peligrosa?*

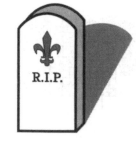

▼

TIP:

Sí, sí lo es. Hay estadísticas que prueban que la diabetes causa mucho sufrimiento y pérdida de tiempo del trabajo. Por ejemplo, es la causa principal de insuficiencia renal en este país. Además, 15.000 a 30.000 personas cada año pierden su vista por la diabetes. Este año 160.000 individuos morirán por causas relacionadas con la diabetes en Estados Unidos. De hecho, de acuerdo a los expertos, en los últimos veinte años la diabetes ha causado más muertes que todas las guerras del mundo en el último siglo. Desafortunadamente, la situación se está agravando, no mejorando, debido al número creciente de gente que desarrolla diabetes. Necesitamos hacer nuestros mejores esfuerzos para prevenir y tratar esta enfermedad en EE.UU. y en todo el mundo.

Los resultados del Diabetes Control and Complications Trial (DCCT) y del United Kingdom Prospective Diabetes Study (UKPDS) muestran que puede usted llevar una vida más saludable teniendo diabetes si mantiene los niveles de glucosa en la sangre en niveles casi normales. Los avances modernos en la autodeterminación de la glucosa y en el tratamiento hacen que esto sea posible.

		D	E	M	E	T	R	I	U	S
		I								
S	U	G	A	R		U				
		B				R				
	M	E	L	L	I	T	U	S		
		T				N		W		
W	A	T	E	R		E		E		
		S						L		
								L		

¿ Qué significa el nombre de diabetes mellitus?

▼

TIP:

El nombre diabetes y mellitus vienen de dos lugares diferentes. El primer nombre, diabetes, se atribuye generalmente al médico griego Areteo, que vivió en el año 200 a.C. Utilizó el término diabetes, que significa sifón, o fluir a través de, para una enfermedad en la cual el agua que una persona toma pasa rápidamente a través de su cuerpo. Sus pacientes tomaban agua por un extremo y la vaciaban por el otro. No fue sino hasta finales del siglo XVIII cuando el término mellitus se agregó a diabetes. Un inglés, John Rollo, y un alemán, Johann Peter Frank, utilizaron por primera vez el término mellitus (que significa dulce como miel) en la literatura médica para describir lo dulce de la orina. Por lo tanto, para contestar su pregunta, el nombre diabetes mellitus significa un trastorno médico en el cual el paciente toma demasiada agua y orina frecuentemente. La orina es dulce porque contiene azúcar.

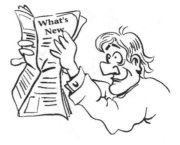

¿Cómo puedo saber si un nuevo producto para la diabetes es adecuado para mí?

▼

TIP:

Ésta es una ocasión en que es una buena idea ser escéptico. Muchas veces las noticias hacen ver a un producto como si funcionara para todos, pero de hecho, puede ser útil únicamente para trastornos específicos. En Estados Unidos tenemos muchas reglamentaciones para protegernos de nuevos tratamientos no comprobados (y posiblemente peligrosos). La Food and Drug Administration (FDA) tiene guías estrictas respecto a la investigación y estudios que deben practicarse en una nueva medicina o tratamiento antes de que pueda venderse al público. Muchas veces usted lee informes de un nuevo producto o medicina, pero todavía está en las fases tempranas de estudio. Los estudios tardan varios años. Si se encuentran problemas de seguridad o efectos secundarios durante los estudios, el producto no será comercializado. Su equipo de atención de la salud puede tener información sobre los nuevos productos, así que hable con ellos cuando algo nuevo está disponible. Ellos lo ayudarán a tomar una decisión referente a si el nuevo producto es adecuado para usted.

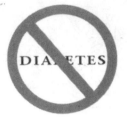

¿*Puede prevenirse la diabetes?*

▼

TIP:

Muchos científicos creen que la respuesta es "sí". Debido a que las causas de la diabetes tipo 1 y 2 son diferentes, los enfoques para prevenir cada una de las formas de diabetes son diferentes.

Se cree que la diabetes tipo 1 es causada por una reacción parecida a una reacción alérgica, probablemente a la insulina, el páncreas, o alguna sustancia del páncreas. Si esto es cierto, entonces es posible que la diabetes pudiera prevenirse administrando a la persona susceptible pequeñas inyecciones de insulina, en forma semejante a las inyecciones para la alergia que pueden prevenir la fiebre del heno. Este enfoque ha tenido éxito en animales criados para tener diabetes. El National Institute of Health (NIH) están llevando a cabo actualmente un estudio nacional para probar esta prometedora posibilidad.

La diabetes tipo 2 no parece ser causada por una reacción alérgica. La causa está relacionada probablemente a un defecto hereditario que disminuye la sensibilidad de una persona a la insulina. Nuevas medicinas utilizadas tempranamente pueden prevenir la diabetes tipo 2. Además, los cambios en el estilo de vida (ejercicio y reducción de peso) pueden revertir este defecto y prevenirlo. El Gobierno de EE.UU. está probando este enfoque prometedor en otro estudio nacional. En los próximos cinco a diez años, deberemos tener la respuesta a su pregunta.

¿ Hay un tiempo en el año en que la gente tiene mayor probabilidad de desarrollar diabetes?

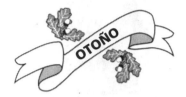

▼

TIP:

Sí y no. Se han realizado muchos estudios para determinar cuándo desarrolla diabetes la gente.

La diabetes tipo 1 (antes llamada "diabetes insulinodependiente") ocurre generalmente en individuos menores de 30 años de edad. Es más frecuente desarrollar diabetes tipo 1 en el otoño, que es la estación en la que pueden ocurrir muchas infecciones virales (por ejemplo, varicela, flu y sarampión). Esta frecuencia mayor de diabetes tipo 1 durante los meses de otoño sugiere que la diabetes tipo 1 puede ser iniciada por un virus que causa una infección. No se ha confirmado si esto es cierto.

La diabetes tipo 2 (antes llamada "diabetes no insulinodependiente") generalmente ocurre en la gente con sobrepeso, de más de 30 años de edad. No parece haber un aumento estacional en el desarrollo de la diabetes tipo 2. Esta diferencia en el tiempo del año en que se desarrolla la diabetes es una de las muchas formas en que difieren los dos tipos de diabetes.

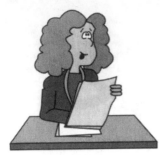

¿Por qué hay una cláusula en mi seguro de un trastorno médico preexistente que excluye cualquier cobertura de mi diabetes durante un año?

▼

TIP:

Las compañías de seguros separan a la gente en grupos dependiendo de su "riesgo" (la probabilidad de que le cuesten dinero a la compañía). Debido a que el manejo de la diabetes es costoso y se asocia a otras enfermedades severas, las compañías de seguros creen que deben cobrarle más a usted o no cubrirlo durante el primer año. En este primer año, si excluyen trastornos preexistentes, debe usted tratar de encontrar una forma de protegerse de los costos excesivos de los cuidados de la salud. Antes de cambiar de trabajo, asegúrese que considera completar el paquete de beneficios para la salud de ambos trabajos. Tome en cuenta   el impacto que su nuevo trabajo tiene sobre el paquete actual de beneficios de la salud. Puede usted retener la cobertura del seguro de su previo empleo seleccionando su beneficio COBRA, que por ley exige que se le permita continuar su seguro durante 18 meses. Puede usted verificar con la comisión estatal de seguros para saber si el estado tiene un programa de seguros para la gente que no es asegurable debido a que tiene una enfermedad crónica. Si no puede usted costear el seguro o los gastos de los cuidados de la salud, muchos estados y hospitales apoyados por el Gobierno tienen fondos disponibles para ayuda de los costos médicos.

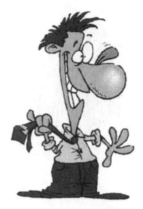

¿ Me ayudará Viagra si mi impotencia está causada por la diabetes?

▼

TIP:

Puede ser. Como usted sabe, Viagra es la única medicina oral aprobada por la FDA para la impotencia (disfunción eréctil) en Estados Unidos. Esta medicina ha probado que es segura, y el 65-85 % de los hombres que la utilizan informan mejoría en las erecciones. Sin embargo, note que Viagra no aumenta el deseo sexual sino únicamente la capacidad de mantener una erección. En un estudio que se enfocó exclusivamente en los hombres cuya impotencia se atribuyó a la diabetes, los hombres llevaron registros durante el estudio. Estos registros mostraron que aproximadamente el 50 % de los intentos por tener relaciones sexuales tuvieron éxito en los hombres que recibían Viagra y sólo aproximadamente el 10 % de los que recibieron un placebo. Los efectos secundarios de Viagra incluyen dolor de cabeza, rubor facial e indigestión, pero no ha habido evidencia de un efecto sobre el control de la glucosa de la persona. Nadie debe tomar Viagra si recibe nitroglicerina o nitratos en cualquier forma, porque puede ocasionar una baja peligrosa de la presión arterial. Si usted tiene enfermedad cardiaca o recibe otras medicinas, hable con el que le proporciona los cuidados para la salud respecto a si este producto es seguro para usted.

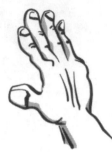

¿ Por qué están gruesas y separadas de su lecho las uñas de mis dedos?

▼

TIP:

Puede usted tener una infección por hongos en las uñas de los dedos. Las infecciones por hongos en la piel, conocidas como "pie de atleta", son más frecuentes en personas con diabetes. Estas infecciones por hongos pueden involucrar ocasionalmente áreas desusuales de su cuerpo, como las uñas, el cuero cabelludo o la ingle. Una infección por hongos de las uñas de sus dedos no es un riesgo serio de salud en general, pero puede hacer que sus uñas sean frágiles y antiestéticas. Puede usted diseminar la infección a otras áreas de su cuerpo, como su cuero cabelludo, al rascarse con las uñas infectadas.

Debe usted ver a su equipo de atención de la salud o a un dermatólogo (especialista de la piel) para que lo traten con medicinas. Él puede tomar una muestra por debajo de las uñas y examinarla al microscopio para confirmar el diagnóstico. Las infecciones de las uñas son difíciles de curar, y probablemente requiera tratamiento con una medicina oral durante varios meses. Debido a que estas medicinas pueden dañar su hígado o la medula ósea, puede necesitar análisis de sangre cada cierto número de semanas para monitorizar sus cuentas de glóbulos blancos y su función hepática. Después de todo este esfuerzo, puede ser recompensado con el regreso de sus uñas sanas.

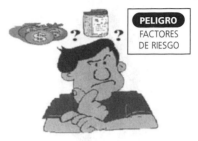

¿ *Qué medicina tipo 2 debo tomar?*

▼

TIP:

Usted y el que le proporciona los cuidados para la salud deben discutir esto. Hay varias clases diferentes de medicinas para el tratamiento de la diabetes, y la que usted debe utilizar depende de los requerimientos de dosis, efectos secundarios, riesgo de baja de azúcar en la sangre, costo y (de mayor importancia) si le permite alcanzar sus objetivos de glucosa en la sangre. Si no puede alcanzar sus objetivos con un agente solo, el que le proporciona los cuidados de la salud puede indicarle dos o más medicinas para tratar de controlar su diabetes.

Nombre genérico	Dosis y efectos secundarios	Riesgo de hipoglucemia	Costo
Glipizida (Glucotrol); Gliburida (Micronase, Diabeta); Glimepirida (Amaryl)	Una o dos veces al día	Medio	Bajo
Metformina (Glucophage)	Una o dos veces al día. Produce gas, distensión o diarrea en el 20-30 % de los casos	Bajo	Medio
Repaglinida (Prandin); Troglitazona (Rezulin)	Una vez al día. Produce raras veces problemas hepáticos y requiere análisis mensuales	Medio	Medio
Acarbosa (Precose)	Tres veces al día. Produce gas, distensión y diarrea hasta en el 50 % de los casos	Bajo	Medio
Inyecciones de insulina	Una a tres veces al día	Alto	Bajo

Capítulo 1 Información general

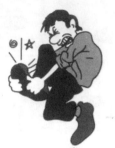

¿ Debo preocuparme de una pequeña ampolla roja en mi pie por caminar con zapatos nuevos?

▼

TIP:

¡Sí! Puede usted ver una pequeña ampolla y pensar que no es nada serio, pero puede serlo. Si se rompe, esta ampolla puede permitir que los gérmenes penetren en su pie. Estos gérmenes puede causar una infección no sólo en su pie, sino también en el hueso. Las infecciones en el hueso son muy difíciles de tratar y a menudo son la causa de amputaciones. Lo que debe hacer inmediatamente es lavar sus pies cuidadosamente con jabón suave y agua, y secarlos por completo. Luego poner un poco de ungüento con antibiótico en una gasa y cubrir la herida. Enseguida llame a su equipo de cuidados de la salud e infórmeles que tiene una ampolla en su pie. Su equipo de atención de la salud querrá ver su pie para decidir si es necesario iniciar antibióticos. Finalmente, no use los zapatos que le causaron la ampolla. Comprar un par de zapatos cómodos es una de las mejores inversiones que puede hacer. Los zapatos que usa usted deben adaptarse a sus pies. Una atención cuidadosa puede evitar problemas futuros.

¿ Tengo mayor probabilidad de desarrollar infecciones en la piel porque tengo diabetes?

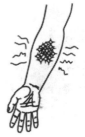

▼

TIP:

Sí puede tener. La gente con diabetes y sobrepeso que tiene azúcar elevada en la sangre tiene mayor probabilidad de desarrollar infecciones en la piel que la gente delgada con azúcar normal en la sangre. El azúcar elevado en la sangre puede interferir con los sistemas de defensa naturales de su cuerpo. Una vez que empiezan, algunas de estas infecciones pueden propagarse rápidamente, causando fiebre, calosfrío y cansancio. Es muy importante que examine su piel todos los días y tome rápidamente los cuidados necesarios para cualquier ampolla, enrojecimiento o cortada en la piel que puedan ser nuevas. Las infecciones por levaduras generalmente ocurren en áreas calientes y húmedas del cuerpo, particularmente en la región genital, debajo de las mamas, y entre los pliegues de la piel. Las infecciones de la cara, los pies y el canal auditivo pueden ser particularmente severas y deben ser examinadas por su equipo de atención de la salud. Se dispone de muchos tipos de tratamiento para estos problemas de la piel, y debe pedir consejo antes de aplicarse cremas para la piel que usted obtiene en la farmacia. Los buenos cuidados de la piel son esenciales para una buena salud.

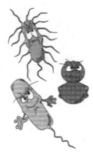

¿ *Puede mi diabetes causar diarrea?*

▼
TIP:

Sí. Ocurre diarrea frecuente en el 5-20 % de la gente con diabetes de larga duración. Las posibles causas incluyen menos enzimas digestivas liberadas del páncreas, uso excesivo de antiácidos que contienen magnesio, o demasiadas bacterias en la parte alta del intestino (en donde normalmente no deben estar). Sin embargo, a menudo se desconoce la causa. Se cree que la causa básica es el daño a los nervios que controlan las evacuaciones. Acuda a una evaluación por su equipo de atención de la salud. Por ejemplo, si no tiene suficientes enzimas digestivas, una píldora tomada con alimentos puede curar el problema. Si la causa de su diarrea sigue siendo desconocida, hay tratamientos que pueden aumentar la consistencia de sus heces y disminuir el número de evacuaciones diarias. Algunos de estos tratamientos incluyen remedios sencillos que pueden obtenerse sin receta como *psyllium* (Metamucil) o una mezcla de kaolín y pectina (Kaopectate). Otras personas responden a medicinas de prescripción, como las resinas que fijan colesterol (colestiramina), antibióticos (tetraciclina o eritromicina), o medicinas diseñadas para disminuir las evacuaciones (loperamida [Lomotil]). Cualquiera que sea la causa de su diarrea, usted merece una revisión médica cuidadosa de este problema porque las probabilidades son buenas de que algunos de sus síntomas puedan aliviarse.

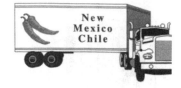

¿ Puedo perder mi trabajo de conducir un camión si empiezo a aplicarme insulina?

▼

TIP:

S i puede usted probar que su diabetes tiene un buen control con registros detallados de resultados de la glucosa y de la hemoglobina glicosilada (HbA1c), puede seguir en el trabajo en su estado. Los gobiernos estatales individuales tienen reglamentaciones para conducir automóviles, camiones o vehículos comerciales dentro de ese estado. La mayoría de los trabajos se revisan individualmente.

Sin embargo, la U.S. Department of Transportation Federal Highway Administration rige la conducción de vehículos comerciales entre estados. Su política es que "una persona está físicamente calificada para conducir un vehículo si no tiene una historia médica establecida o diagnóstico clínico de diabetes mellitus que requiera actualmente insulina para su control". Esto le impediría conducir un camión a través de líneas estatales si se aplica insulina. Debe usted contactar a su Department of Transportation para ver cuál es la política para las diversas ocupaciones que dependen de la capacidad para conducir dentro del estado.

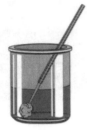

¿ Debo hacer pruebas en la orina para glucosa y cetonas?

▼
TIP:

Algunas veces. Las pruebas en la orina no son una forma precisa para determinar el azúcar en la sangre. Es la forma de determinar las cetonas cuando no puede usted comer o está enfermo. Una acumulación de cetonas le dice que está desarrollando cetoacidosis. Las cetonas son productos de degradación de la grasa que producen ácido en el cuerpo. Demasiado ácido puede hacer que deban hospitalizarlo. Por lo tanto, cuando está usted enfermo con un resfriado o flu, debe determinar cetonas en la orina y llamar a su equipo de cuidados de la salud si las detecta. Puede usted comprar tiras reactivas para cetonas en la orina en la farmacia.

La información de la glucosa en la sangre que usted obtiene haciendo pruebas en la orina para azúcar no es lo suficientemente precisa para tomar decisiones de tratamiento. Su riñón no deja pasar azúcar en la orina hasta que el nivel de azúcar en la sangre es mayor de 200 mg/dl. La ADA no recomienda que haga pruebas de azúcar en la orina (especialmente si se aplica insulina) si puede determinar la glucosa en la sangre mediante punción del dedo.

¿ En dónde puedo encontrar información sobre la diabetes en Internet?

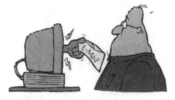

▼

TIP:

Hay numerosos sitios en donde encuentra información sobre la diabetes. El primero a considerar es la dirección de la ADA en Internet (www.diabetes.org). Este sitio le proporciona información para ayudarlo a comprender las causas y el tratamiento de la diabetes. Además, la página de los Centers for Disease Control and Prevention (CDC) (www.CDC.gov) ofrece extensa información respecto a enfermedades crónicas, incluyendo la diabetes. Puede usted encontrar estadísticas sobre la incidencia y prevalencia de la diabetes y sus complicaciones y una guía para pacientes llamada *Take Charge of Your Diabetes*. Este manual puede bajarse de la red sin costo alguno. El sitio de los CDC tiene también una página de información para la salud de los viajeros, que incluye material para viajeros internacionales, recomendaciones geográficas para la salud, e información sobre las vacunas. También puede encontrar información sobre la diabetes en la dirección de Internet del NIH (www.nih.gov), incluyendo la página del National Institute of Diabetes and Digestive and Kidney Diseases (NIDDK) (www.niddk.nih.gov). Este sitio en Internet le ofrece un glosario y definiciones de muchos términos relacionados con la diabetes. Este sitio está también vinculado con *Diabetes in America*, segunda edición, que contiene extensa información para el público sobre la diabetes en Estados Unidos. Estos sitios deben contestar la mayoría de sus preguntas sobre la diabetes.

Capítulo 2
CONTROL DE LA GLUCOSA

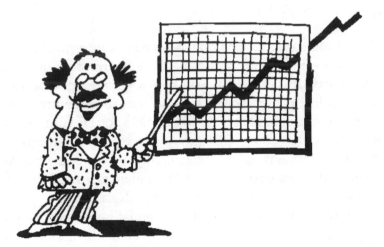

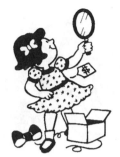

¿Por qué no puedo hacer que mi hija de ocho años se haga cargo de su diabetes?

▼

TIP:

Porque es difícil y frustrante para ella hacerlo. Los niños pequeños generalmente no son capaces de asumir plena responsabilidad de los cuidados de su diabetes hasta que llegan a la adolescencia. De hecho, un niño de ocho años no puede comprender algo tan complicado como una enfermedad crónica, y puede culparse por tener diabetes. Puede ser más tímido que otros niños de su edad y preocuparse más de lo habitual cuando no está usted con él ("ansiedad de separación").

Tiene tareas nuevas y desafiantes todos los días, como ir a la escuela y hacer nuevas amigas, por lo que puede no estar interesada en tener cuidado de su diabetes. Necesita sentirse segura en sus actividades diarias y dejar que usted cuide de su diabetes por ahora. Puede ayudar a su autoconfianza si tiene éxito en hacer algunas de las tareas básicas, como determinar la glucosa en la sangre y llevar un cuaderno de registros. Discuta con su equipo de cuidados de la salud qué tan flexible puede ser su horario y los objetivos apropiados para el control de su diabetes. Puede encontrar que puede aflojar un poco en el control en interés de la seguridad y conveniencia. Recuerde que va llegar el día en que su hija será capaz de hacerse cargo de su diabetes, y entonces sólo necesitará su ayuda ocasionalmente. No la apresure.

Capítulo 2 Control de la glucosa

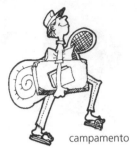

campamento

¿ *Cómo puedo ayudar a mi hijo de 13 años a enfrentar su diabetes?*

▼

TIP:

Éste es un periodo héctico en su vida con cambios rápidos por dentro y por fuera, y los cuidados de la diabetes pueden estar abajo en su lista de prioridades. El inicio de la pubertad puede complicar el cuidado de la diabetes. Puede tener un dramático aumento en los requerimientos de insulina en un corto periodo de tiempo. Pase gradualmente la responsabilidad de la diabetes a su hijo cuando esté listo para aceptarla. Ambos necesitan ser flexibles para ajustarse a todas las demandas que él tiene.

Es posible que su hijo pueda ser más abierto para aprender de sus compañeros que de usted en los años venideros. Ayúdelo a reunirse con otros adolescentes que tienen diabetes para que pueda ver las diversas formas en que ellos manejan la diabetes. Los campamentos de verano para diabéticos proporcionan una excelente oportunidad para esto. Su hijo podrá ver comportamientos saludables y no saludables en el campamento, pero se le alentará a manejar su diabetes con experiencia y conocimiento. La mayoría de los estados tienen un campo de verano para diabéticos con personal médico completo. Las amistades que se desarrollan en el campamento son a menudo fuertes y pueden durar toda la vida. Contacte con la ADA en el (888) DIABETES (323-2383) para mayor información respecto a un campamento en su área.

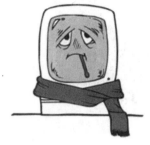

¿ Qué puedo tomar para un resfriado, puesto que parece que todas las medicinas para el resfriado en la farmacia están etiquetadas "no para personas con diabetes?"

▼

TIP:

Probablemente lo mejor que puede hacer con un resfriado es tomar acetaminofén (Tylenol) para el dolor o la fiebre; descanse mucho, y tome muchos líquidos. Asegúrese de determinar su azúcar en la sangre a menudo y esté preparado para responder a una elevación de glucosa. Usted y su equipo de cuidados de la salud necesitan establecer un plan para los días de enfermedad. Entonces sabrá usted mejor lo que debe comer o beber, cuándo determinar glucosa y cetonas en la sangre, y cuándo llamarlos para que lo ayuden.

Los fármacos que ayudan a reducir los síntomas de un resfriado son las medicinas para la tos, antihistamínicos (que bloquean las reacciones alérgicas), y descongestivos (que reducen la inflamación en la nariz). Las medicinas para la tos y los antihistamínicos pueden darle mucho sueño. Las sustancias químicas que se encuentran en los descongestivos funcionan en sus senos inflamados haciendo que los vasos sanguíneos se estrechen y, por lo tanto, reducen el flujo de sangre. Esto puede ayudar a reducir la secreción nasal, pero si tiene enfermedad cardiaca o muy mala circulación, pueden causar serios problemas. Si tiene usted diabetes, la etiqueta le advierte que hable con su médico antes de tomar esa medicina.

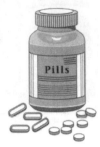

¿Afectan las medicinas para la depresión que estoy tomando mi azúcar en la sangre?

▼

TIP:

Probablemente no. La depresión es más frecuente en pacientes con enfermedades crónicas como la diabetes — hasta el 40 % de las personas con diabetes pueden tener depresión en algún momento de su vida. Las medicinas para la depresión no tienen impacto directo importante sobre el funcionamiento de las medicinas orales para la diabetes o la insulina para controlar su azúcar en la sangre.

Por otro lado, parece imposible mantener el manejo de la diabetes hasta arriba en su lista de prioridades si está deprimido. Se puede desarrollar un ciclo vicioso en el cual la elevación del azúcar en la sangre puede hacerlo sentirse somnoliento y como si no tuviera suficiente energía para salir y practicar ejercicio. El ejercicio ayudaría a bajar la glucosa en la sangre y hacerlo sentir mejor física y mentalmente. Manejar la depresión puede romper el ciclo y regresarlo al buen camino, comiendo adecuadamente y practicando ejercicio para ayudarlo a sentirse mejor todo el tiempo. Aun cuando hay muchas formas de manejar la depresión, algunas veces varios meses de tratamiento con medicinas pueden permitirle regresar a ser usted mismo más rápidamente.

Tengo artritis en mis caderas; ¿puede recomendarme ejercicios además de caminar?

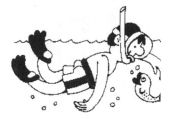

▼

TIP:

Mucha gente con dolores de artritis en sus caderas o rodillas no pueden caminar 30-60 minutos diariamente, que es lo que se recomienda para mejorar el control del azúcar. Puede usted hacer ejercicios aeróbicos y de estiramiento mientras está sentado. Los ejercicios aeróbicos en una alberca son otra actividad que no aplica carga a sus articulaciones. Si puede hacerlos, los ejercicios suaves "de pie" como *tai chi* o *chi kung* pueden proporcionarle ejercicio sin impacto. Todas las rutinas de ejercicio deben incluir un periodo de calentamiento de 10 minutos, 10-30 minutos de ejercicio, y un periodo de enfriamiento de 10 minutos. El ejercicio debe ser lo suficientemente intenso para que aumente su frecuencia cardiaca, pero no tan intenso que no pueda usted hablar. Puede sudar ligeramente (si no está en una alberca).

La reducción de peso o mantener el peso que bajó, no es el único beneficio del ejercicio. El ejercicio aumenta la sensibilidad a la insulina, mejora el flujo de sangre al corazón y músculos, y ayuda a mejorar el control de su azúcar. Igual que con todos los programas de ejercicio, debe consultar con su equipo de cuidados de la salud las recomendaciones respecto a la actividad adecuada para usted. No deje que su artritis le impida practicar ejercicio.

Capítulo 2 Control de la glucosa

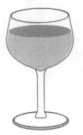

¿ Es aceptable para mí tomar una copa de vino con la comida?

▼
TIP:

Puede ser. La clave es el alimento que usted está consumiendo. El alcohol puede hacer que el azúcar baje demasiado y ponga en peligro la vida, inclusive en la gente que no tiene diabetes. Por eso decimos que tome el alcohol con los alimentos. Existen evidencias de que pequeñas cantidades de alcohol están permitidas para la gente con diabetes si no se trata de mujeres embarazadas o si no tienen antecedentes de abuso de alcohol. Por ejemplo, un estudio reciente muestra que el consumo moderado de alcohol (no más de una bebida al día) se asocia a niveles más bajos de azúcar en la sangre y mejora la sensibilidad a la insulina en personas sanas que no tienen diabetes. Otro estudio mostró que los niveles de azúcar en la sangre no son diferentes en las siguientes 12 horas del alimento entre los pacientes diabéticos (tanto tipo 1 como tipo 2) que toman una bebida de vodka antes de la comida, o una copa de vino con la comida, o un *cognac* después de la comida, y los que toman una cantidad igual de agua. Finalmente, varios estudios han sugerido que el consumo moderado de alcohol puede tener un efecto positivo sobre los niveles de colesterol y lípidos. Sólo recuerde que las calorías de un alcohol deben incluirse en su plan de alimentación (una bebida alcohólica es un intercambio de grasa) y tome su bebida con alimento.

¿ *Cómo puedo reducir el dolor de las punciones frecuentes del dedo?*

Aquí no

Puncione aquí

▼

TIP:

Una técnica es puncionar a un lado del dedo, en donde hay menos sensores del dolor, en lugar de punzar directamente en la yema del dedo. Otra técnica es utilizar una lanceta automática (con resorte) que puede variar la profundidad del piquete. Use la menor profundidad que le proporcione una gota adecuada de sangre para la prueba. Puesto que el grosor de la piel varía entre las personas, necesitará intentar diferentes profundidades para ver la que funciona para usted.

Debido al riesgo de transmitir hepatitis y otras enfermedades, nunca "pida prestado" a otra persona el dispositivo. Esperamos que en los próximos años se pueda disponer de monitores de azúcar en la sangre no invasivos para que usted los utilice. Estos monitores muestran su nivel de glucosa sin tener que puncionar su dedo. Mientras tanto, hay una nueva lanceta llamada Lancette que utiliza láser para extraer la gota de sangre para la prueba. La gente que lo ha probado dice que duele menos. Hable con su equipo de cuidados de la salud respecto a este dispositivo y obtenga mas información de otros que lo hayan utilizado.

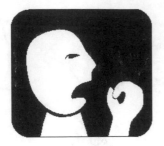

¿ Por qué bostezo cuanto tengo el azúcar baja en la sangre?

▼

TIP:

Probablemente porque el azúcar baja le hace sentir cansado. Los signos y síntomas clásicos de la baja de azúcar incluyen sudoración, hambre, nerviosismo y agitación. Sin embargo, mucha gente con diabetes no tiene los signos habituales. Algunas personas ¡no tienen ningún síntoma!

Otras personas tienen síntomas desusuales de la baja de azúcar. En algunos puede ocurrir un cambio de personalidad; pueden volverse hostiles y combativos. Algunos simplemente parece que tienen los "ojos vidriosos", o que están en el "espacio" o ligeramente confusos. Es muy importante saber cuáles son los síntomas de la baja de azúcar para que pueda usted saber cuándo determinarla. Y dígale a sus amigos y familiares para que sepan cuándo ayudarlo.

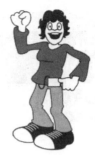

¿Me ayudaría una bomba de insulina a prevenir las complicaciones?

▼

TIP:

Puede ser. Si lo ayuda a mantener su glucosa cerca de los niveles normales, sí. Pero una bomba de insulina no es para todos. Si usted no ha podido controlar los niveles de glucosa en un rango normal, una bomba puede ser una buena elección para usted. Una bomba, llamada también "sistema de infusión continua subcutánea de insulina", puede hacer cosas que el tratamiento convencional con insulina no puede hacer. Usar una bomba requiere motivación y disposición para determinar su azúcar en la sangre cuatro veces al día o más y tomar decisiones basadas en los resultados. Una bomba no puede "leer" su azúcar en la sangre, por lo que tiene que determinar regularmente los niveles de azúcar en la sangre para decir a la bomba cuánta insulina necesita usted. La desventaja es el costo. Una bomba cuesta aproximadamente 5.000 dólares para empezar, y unos 75 dólares al mes para mantenerla. Debe usted hablar con su equipo de atención de la salud y su compañía de seguros respecto a si una bomba sería una buena idea para usted. Las bombas más nuevas tienen más características y son más confiables que los modelos anteriores. Más características permiten más flexibilidad en el estilo de vida para ayudarlo a mantenerse con un buen control.

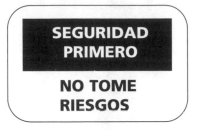

SEGURIDAD PRIMERO

NO TOME RIESGOS

¿Es seguro para mi tomar píldoras anticonceptivas si tengo diabetes?

TIP:

Las píldoras anticonceptivas parecen ser seguras para las mujeres con diabetes, y ciertamente son más seguras que un embarazo, si no está preparada. Existe controversia entre los especialistas de diabetes respecto a la mejor forma de anticoncepción para las mujeres con diabetes. En ciertas circunstancias, las píldoras anticonceptivas que contienen estrógenos pueden afectar los niveles de azúcar y de colesterol. Por esta razón algunos médicos no las prescriben en mujeres con diabetes. Sin embargo, los estudios han mostrado que los niveles de azúcar en la sangre no son diferentes en las mujeres que toman píldoras anticonceptivas que en las mujeres que no las toman. En forma similar, los niveles de colesterol y lípidos no son diferentes en las mujeres diabéticas que usan píldoras anticonceptivas que en las que no las usan. Hay otros medios eficaces de anticoncepción, como un diafragma, que no afecta su azúcar en la sangre. Si está preocupada, hable con su equipo de atención de la salud respecto a cuál método de anticoncepción funciona mejor para usted.

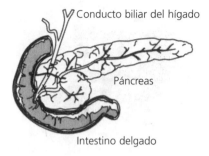

Conducto biliar del hígado

Páncreas

Intestino delgado

¿ Podría un trasplante del páncreas curar mi diabetes?

▼

TIP:

Sí, pero un trasplante del páncreas no es tan fácil como parece. Sólo unos cuantos hospitales en Estados Unidos hacen trasplantes de páncreas. El problema con cualquier trasplante es el rechazo del tejido extraño por nuestro propio cuerpo. Hay medicinas que suprimen los esfuerzos del cuerpo por rechazarlos, pero hacen que el control de la diabetes sea mucho más difícil. Para ser considerado para un trasplante, debe usted cumplir criterios que pueden variar entre los diferentes centros:

1. Debe tener diabetes tipo 1.
2. La mayoría de los centros le harán un trasplante de páncreas si también necesita un trasplante de riñón. Las medicinas antirrechazo son costosas y tienen riesgos, y el trasplante de riñón requiere las mismas medicinas antirrechazo necesarias para el trasplante del páncreas.
3. Debe tener cobertura de un seguro médico que cubra los costos del trasplante (muchos programas de seguros consideran que es un tratamiento experimental y no lo cubren), las medicinas, y los cuidados de seguimiento después del trasplante. Un trasplante de páncreas puede costar más de 100.000 dólares.

Tal vez encontraremos nuevos tratamientos para reemplazar a las células que producen la insulina sin requerir medicinas antirrechazo.

Capítulo 2 Control de la glucosa

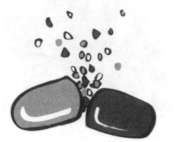

¿Por qué el azúcar en mi sangre aumenta cuando estoy tomando prednisona para el asma?

TIP:

La prednisona se utiliza para diversos trastornos como el asma y otros problemas pulmonares. Actúa como una hormona que su cuerpo produce, llamada "cortisol". El cortisol y la prednisona hacen que su cuerpo produzca glucosa cuando no está comiendo (por ejemplo en la noche). Puede agravar el control de la diabetes. El cortisol es llamado "hormona del estrés" porque el cuerpo lo libera para manejar el estrés, como accidentes, infecciones, o quemaduras. Ésa es parte de la razón por la que se requiere más insulina para mantener el nivel de azúcar en niveles cercanos a lo normal durante una infección. Si se ha prescrito prednisona por cualquier razón y tiene usted diabetes, necesitará tomar más medicina para la diabetes. El efecto de la prednisona sobre su glucosa en la sangre desaparece uno o dos días después que deje de tomarla. Su equipo de cuidados de la salud puede ayudarlo a modificar su tratamiento para la diabetes hasta que deje de tomar la prednisona.

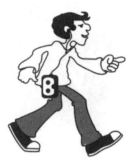

¿ Tendrá la diabetes de mi hijo de 11 años efectos a largo plazo sobre su salud psicológica?

▼

TIP:

Adaptarse a una enfermedad crónica, toda la vida, como la diabetes es muy difícil para un niño. No sorprende que puedan ocurrir problemas psicológicos poco después que desarrolla la diabctes. En general, la mayoría de los niños que tienen apoyo familiar se adaptan bien y no tienen problemas psicológicos a largo plazo.

En un estudio se encontró que los niños diagnosticados con diabetes entre los 8 y 14 años estaban inicialmente más deprimidos, dependientes, y socialmente aislados que otros niños. Después de un año, la mayoría de estos problemas habían desaparecido. Sin embargo, hacia los dos años del diagnóstico, los niños con diabetes tenían de nuevo un mayor riesgo de depresión y dependencia que los niños sin diabetes.

Los niños parecen manejar el estrés inicial de la diabetes, pero cuando se dan cuenta de que la diabctes cs un trastorno permanente, pueden presentar un periodo de depresión. Es importante que los padres se den cuenta de esto y contacten al equipo de cuidados de la salud si están preocupados de que su hijo pudiera estar deprimido. Mientras tanto, apoye a su hijo y vigile los signos que pudieran indicar el inicio de depresión, como un cambio en el apetito, falta de interés en las actividades, o aislamiento de los grupos sociales.

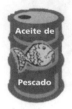

¿ Tiene algunos beneficios el aceite de pescado?

▼

TIP:

Posiblemente. Se sabe que la gente con diabetes tiene típicamente niveles elevados de partículas de grasa en su sangre conocidas como triglicéridos. Los niveles elevados de triglicéridos se consideran como una de las razones por las que la gente con diabetes tiene riesgo aumentado de enfermedad cardiaca. Se cree que los aceites de una variedad de pescado, como las sardinas, tienen efectos benéficos sobre las concentraciones de triglicéridos en la sangre de los pacientes diabéticos. Una revisión reciente de 26 estudios concluyó que el aceite de pescado puede ser benéfico en pacientes que tienen diabetes y niveles elevados de triglicéridos. Específicamente, de dos a cinco cucharaditas de aceite de pescado disminuyeron los niveles de triglicéridos un promedio de 30-50 %. Desafortunadamente, esto se acompañó de un aumento ligero de los niveles de colesterol de LDL, otra partícula de grasa que se ha relacionado con el desarrollo de enfermedad cardiaca. Los niveles de glucosa en la sangre pueden estar también ligeramente aumentados por el uso diario de aceite de pescado. Por ahora, podría usted considerar reemplazar la carne roja de su dieta por pescado varias veces por semana. Si tiene usted niveles elevados de triglicéridos, pregunte a su médico respecto a la posibilidad de incluir una dosis diaria de aceite de pescado.

101 Consejos para estar sano teniendo diabetes (y evitar complicaciones)

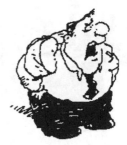

¿ Por qué debo determinar mi azúcar si puedo "sentir" cuando está alta o baja?

▼

TIP:

Porque no siempre puede sentirla. Mucha gente con diabetes cree que tiene sensaciones específicas cuando su azúcar está muy alta o muy baja. Aunque esto puede ser ocasionalmente cierto, no es confiable. Se han hecho estudios en personas con diabetes en las que su azúcar en la sangre estaba agudamente elevada o disminuida sin que se dieran cuenta. Se les preguntó qué niveles de azúcar en la sangre creían que tenían. Ninguna de ellas pudo predecir con precisión cuándo su azúcar en la sangre estaba elevada o qué tan elevada estaba. Por otro lado, mucha gente podía decir cuándo su azúcar en la sangre estaba baja o por lo menos que estaba disminuyendo rápidamente. Por desgracia, cuando usted tiene consistentemente el azúcar elevada en su sangre, a menudo siente como si su azúcar estuviera baja inclusive cuando todavía está alta. Debido a que usted toma decisiones importantes dependiendo del nivel de azúcar en la sangre, determine siempre su azúcar antes de aplicarse insulina, practicar ejercicio o conducir un automóvil.

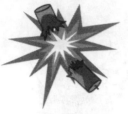

Azúcar

¿ Por qué el azúcar en mi sangre puede ser tan perjudicial si es tan común en los alimentos?

▼

TIP:

El azúcar de los alimentos es potente. Se puede considerar como paquetes diminutos de energía. Normalmente el cuerpo no permite que el nivel de azúcar en la sangre aumente mucho porque reacciona con los tejidos equivocados. De hecho, de todas las sustancias que circulan en su sangre, el azúcar es una de las que el cuerpo regula más cuidadosamente. Inclusive en gente sin diabetes, se cree que demasiada azúcar es responsable de muchos de los cambios que ocurren con el envejecimiento. Sin embargo, cuando una persona tiene diabetes, su cuerpo no puede evitar que se produzcan niveles elevados de azúcar en la sangre. En periodos largos de tiempo, los niveles elevados de azúcar pueden causar daño severo a muchos tejidos, especialmente sus ojos, riñones y nervios. Este daño es la causa de las "complicaciones" de la diabetes. Puede usted evitar o retrasar en forma importante estas complicaciones llevando un estilo de vida saludable y manteniendo el azúcar en la sangre en su rango de objetivo.

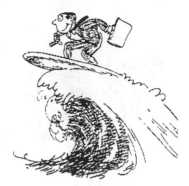

¿Debo esperar que los niveles de azúcar en mi sangre se estabilicen después de que empiezo una nueva medicina para la diabetes?

▼

TIP:

Sí. El azúcar en la sangre disminuye inicialmente en respuesta a la medicina. Pero hay un efecto que tiene que ver con el hecho de que el azúcar elevada en la sangre tiende a causar una mayor elevación de azúcar. Si su azúcar ha estado elevada durante algún tiempo, el páncreas no puede ajustarse inmediatamente. Su cuerpo ha estado utilizando deficientemente la insulina. Cuando usted interrumpe el ciclo y pasa más tiempo en el rango normal de azúcar, empieza a aumentar la capacidad de su cuerpo para permanecer así. Después de varias semanas de un mejor control, muchos pacientes encuentran que necesitan menos insulina o medicinas orales para mantener controlada el azúcar en la sangre. Pueden necesitarse más medicinas para hacer que su azúcar empiece a disminuir, pero la cantidad de medicina que necesita puede disminuir al mejorar su control global de la diabetes.

Algunos pacientes con diabetes tipo 2 que toman medicina para la diabetes y empiezan a practicar ejercicio y comer mejor, encuentran que después de un tiempo pueden suspender su medicina si continúan las otras actividades. Hable con su equipo de cuidados de la salud antes de suspender alguna medicina. Si obtiene usted su autorización, monitorice su azúcar en la sangre mientras continúa con su dieta y su programa de ejercicio. Sin embargo, al primer signo de que sus niveles de azúcar en la sangre están volviendo a aumentar, contacte a su equipo.

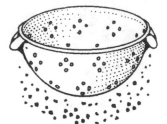

¿Por qué subí de peso después de tener un mejor control del nivel de azúcar en la sangre?

TIP:

Algunas medicinas orales para la diabetes, como la glipizida y la gliburida, así como la insulina, tienden a causar aumento de peso cuando usted logra un mejor control del azúcar. Está usted presentando una experiencia muy frecuente. Cuando su azúcar en la sangre estaba elevada, perdía muchas calorías en la orina. Los riñones pueden absorber sólo una cantidad limitada de azúcar, y entonces, como un filtro, dejan pasar el azúcar extra en la orina. Esta pérdida de azúcar en la orina empieza en un nivel de azúcar en la sangre de 200 mg/dl aproximadamente. Por lo tanto, pierde usted parte de las calorías que come cuando su azúcar en la sangre excede de este nivel. Esto puede parecer como una forma de comer mucho y también controlar su peso, pero el efecto a largo plazo del azúcar elevada es muy perjudicial para muchas partes de su cuerpo. Su cuerpo necesita insulina para almacenar aminoácidos (los ladrillos para construir proteínas del músculo) y producir músculo. Por lo tanto, tome su medicina como la prescribió su equipo de cuidados de la salud, disminuya su consumo de alimentos y practique ejercicio regularmente para controlar su peso.

Capítulo 3
ALIMENTOS SALUDABLES

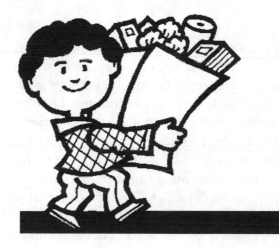

¿ Me ayuda el cromio a estar sano y mejorar el control del azúcar en la sangre?

▼

TIP:

Su cuerpo necesita un poco de cromio para estar sano, pero probablemente usted se está preguntando si necesita tomar un suplemento de cromio. La mayoría de la gente no necesita estos suplementos. El cromio es un mineral que se encuentra en forma natural en el agua y también está presente en pequeñas cantidades en nuestro cuerpo. Se ha examinado en muchos estudios de investigación si tomar o no tomar cromio tiene beneficios. Si se obtiene suficiente cromio en la dieta, no hay necesidad de suplementos adicionales de vitaminas y minerales para la mayoría de la gente con diabetes. Una dieta adecuada significa que está usted obteniendo una cantidad normal de calorías de diversos alimentos. La mayoría de la gente tiene problemas cuando elimina uno o más de los grupos de alimentos, o cuando reduce drásticamente las calorías necesarias para mantener un peso razonable. Consuma frutas y vegetales, y no disminuya las calorías por abajo de 1.200 al día.

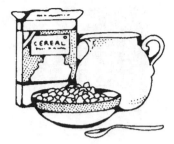

¿Me ayuda la fibra de la dieta?

▼
TIP:

L os alimentos ricos en fibra pueden ser benéficos para usted, particularmente si tiene las grasas de la sangre elevadas o intolerancia a la glucosa. La fibra se encuentra principalmente en frutas, vegetales, frijoles y cereales, como el trigo y la avena. La fibra insoluble como la celulosa, que se encuentra en el salvado de trigo y el apio, son densas y masticables. Las fibras solubles, de la avena y chícharos verdes, es blanda y más bien parecida a gel cuando se mezcla con agua. La mayoría de la fibra no se absorbe en el cuerpo, y pasa en las heces. Cualquier compuesto que esté unido a la fibra en el intestino tampoco se absorbe. Se han llevado a cabo muchos estudios para determinar si la fibra es benficiosa. La mayoría de los estudios muestran un efecto positivo (aunque limitado) sobre las grasas de la sangre. Por eso generalmente las dietas ricas en fibra disminuyen el colesterol. Algunos estudios (principalmente en la diabetes tipo 2) han mostrado también mejoría de los niveles de azúcar en la sangre, pero esta mejoría generalmente es pequeña. Puede usted añadir alimentos ricos en fibra, como granos enteros y frijoles, a sus alimentos. Otra forma de aumentar la fibra en su dieta es tomar una cucharada de pseudofilina (Metamucil) antes de acostarse.

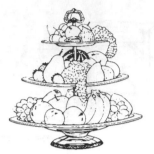

¿ *Debo usar fructosa como edulcorante cuando cocino?*

▼
TIP:

La fructosa no es necesariamente mejor para usted que el azúcar simple. La fructosa es un edulcorante que se encuentra en forma natural como el azúcar de mesa (sucrosa). Puede producir un aumento más pequeño de azúcar en la sangre que el mismo número de calorías del azúcar de mesa. Es buena para la gente con diabetes; sin embargo, grandes cantidades de fructosa pueden aumentar su colesterol total y el colesterol "malo" (LDL). Por eso la fructosa no es realmente mejor para usted que otros azúcares. La gente con niveles anormales de colesterol debe evitar consumir grandes cantidades de fructosa.

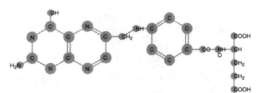

¿ *Qué es el ácido fólico?*

▼

TIP:

El ácido fólico (o folato) es un miembro de la familia de la vitamina B que se encuentra en vegetales de hojas verdes. Desempeña un papel importante en varios procesos químicos de su cuerpo. Muchos expertos están recomendando actualmente que la gente aumente su consumo de ácido fólico porque el ácido fólico disminuye los niveles de homocisteína en el cuerpo. La homocisteína es un producto derivado de la degradación metabólica de un aminoácido (los ladrillos para construir las proteínas) en particular llamado cisteína. Existe una evidencia científica creciente que sugiere que la gente con niveles elevados de homocisteína tiene mayor probabilidad de sufrir ataques cardiacos o accidentes vasculares cerebrales. Aunque el tema no ha sido resuelto, algunos estudios sugieren que la gente con diabetes tiene cantidades mayores de homocisteína en su cuerpo, y este hecho puede estar relacionado con el mayor número de ataques cardiacos y accidentes vasculares cerebrales que ocurren en la gente con diabetes. Por lo tanto, puede ser útil para la gente con diabetes suplementar su dieta con la Dosis Diaria Recomendada (RDA) de 180-200 μg por día en los hombres y mujeres y 400 μg en las mujeres embarazadas. Ésta es la cantidad de ácido fólico generalmente encontrado en las preparaciones multivitamínicas diarias.

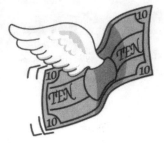

¿ Son útiles los suplementos de magnesio para mi diabetes?

▼

TIP:

Probablemente no. La ADA no recomienda análisis de rutina para determinar los niveles de magnesio en la sangre, ni recomienda que la gente tome magnesio, a menos que se haya demostrado que tiene deficiencia de ese mineral. La deficiencia de magnesio puede desempeñar un papel en la resistencia a la insulina, la intolerancia a los carbohidratos, y la presión arterial elevada. La gente que tiene una dieta variada probablemente no tiene deficiencia de magnesio, ya que el magnesio se encuentra en muchos alimentos (incluyendo cereales, nueces y verduras verdes).

La gente que tiene riesgo de deficiencia de magnesio es la que tiene insuficiencia cardiaca, deficiencia de potasio o calcio y las mujeres embarazadas. Otras personas con riesgo han tenido ataques cardiacos, cetoacidosis, alimentación a largo plazo a través de las venas, abuso de alcohol a largo plazo, y las que han tomado medicinas como los diuréticos por largos periodos de tiempo. Si un análisis de sangre muestra que estas personas necesitan magnesio, el médico puede administrar un suplemento. La gente que tiene enfermedades renales debe tener mucho cuidado de no consumir demasiado magnesio y sólo tomarlo bajo la supervisión de un médico.

¿ *Es real el milagro de la melatonina?*

Pineal

▼

TIP:

Hay muy pocas pruebas científicas de los beneficios de tomar suplementos de melatonina. La melatonina es una sustancia normalmente secretada por una pequeña parte del cerebro llamada glándula pineal. El papel exacto que desempeña en los humanos no es claro, pero la investigación sugiere que puede ayudar a regular el sueño. Se ha hecho popular y se vende en las tiendas de alimentos para la salud. Se han atribuido muchos efectos benéficos no comprobados a la melatonina, incluyendo un mejor sueño, eliminación del desfase del horario en los viajes intercontinentales, reversión del proceso de envejecimiento, realce del sexo y protección de la enfermedad. ¿Son estas afirmaciones demasiado buenas para ser ciertas? Sí. Si usted compra melatonina, probablemente esté desperdiciando su dinero. Puede preguntar, "¿Me perjudica tomar melatonina para dormir?". El problema es que no hay estudios a largo plazo que muestren que la melatonina es segura. De hecho, algunos médicos tienen temor de un daño permanente a sus patrones normales de sueño si toma melatonina. Puede haber otros riesgos que se conocerán sólo después que se haya usado la melatonina durante varios años más. Por ahora, es preferible no tomar suplementos de melatonina hasta tener una mejor evidencia que apoye su seguridad y eficacia.

Capítulo 4
RECOMENDACIONES DE NUTRICIÓN

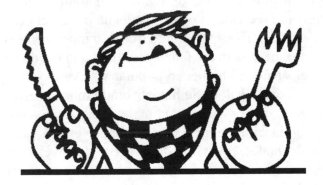

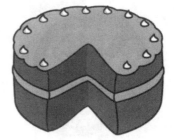

¿ *Cómo puedo superar mi deseo insaciable de chocolate?*

▼

TIP:

¡Ceda de vez en cuando! Negar su deseo de chocolate (o cualquier otro alimento en particular) es prepararse al fracaso. Si usted se encuentra deseando mucho un alimento y haciendo todos los esfuerzos por evitarlo, puede eventualmente renunciar y comer demasiado de él. Entonces su control del azúcar en la sangre sufre, y puede sentirse culpable y deprimido. A los que desean chocolate, es preferible el chocolate oscuro o amargo al chocolate en leche que tiene un contenido de grasa mayor de lácteos. Le sugerimos yogur congelado bajo en grasa. Tiene un excelente sabor, menos de 1 g de grasa, y bajo costo. Otra opción son las galletas *graham* de chocolate, que pueden usarse también para hacer postres. Haga un postre especial con pastel de clara de huevo, fresas y jarabe de chocolate. Sí, el jarabe tiene un poco de azúcar, pero está casi completamente libre de grasa. Tanto si tiene usted diabetes tipo 1 o tipo 2, la grasa debe ser una preocupación para usted, y es de hecho la peor parte de la mayoría de los dulces. La investigación reciente ha mostrado que el azúcar tiene aproximadamente el mismo efecto que una cantidad igual de carbohidratos derivados de las papas o el arroz sobre el azúcar en la sangre. Cuando usted quiere comer chocolate, sustitúyalo en su plan de alimentos por otros carbohidratos. Puede usted buscar también alimentos con chocolate relativamente bajos en grasa que se adapten a su plan de alimentación.

¿ Qué cambios debo hacer en la dieta para mejorar mi presión arterial?

▼
TIP:

Si es usted sensible al sodio, disminuyendo el sodio de la dieta puede hacer una gran diferencia en su presión arterial. Menos sodio en su cuerpo significa que retiene menos agua. Hay menos líquido en sus vasos sanguíneos y menos "presión" en el sistema. El sodio es una parte importante de la sal de mesa. El sodio se usa también como preservador y para incrementar el sabor de alimentos que ni siquiera saben "salados". Intente estas recomendaciones para disminuir su consumo de sodio: 1) siempre pruebe su alimento antes de dirigirse hacia el salero, 2) use pimienta y otros sazonadores para añadir sabor antes de agregar sal, 3) cocine con diversos sazonadores o cebolla y ajo, 4) añada un poco de jugo de limón a las verduras y ensaladas para incrementar el sabor, 5) use polvo de ajo o ajo fresco en lugar de "sal sazonada" o sal de ajo, 6) intente una mezcla de sazonadores comerciales libres de sal y lleve consigo un frasco pequeño, 7) pida que preparen sus alimentos sin sal en el restaurante y que sirvan las salsas "a un lado", 8) lea las etiquetas de los alimentos preparados y enlatados para saber cuáles son ricos en sal y busque los productos bajos en sodio o en los que no se agrega sal.

Recuerde, mientras más se parezca el alimento al natural, más probable es que sea bajo en sodio.

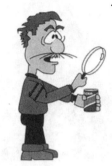

¿ Me puede ayudar a estar sano leer las etiquetas de los alimentos?

▼

TIP:

Sí. Las etiquetas de los alimentos le proporcionan importante información que puede ayudarlo a consumir alimentos y bocadillos saludables. Las nuevas reglamentaciones de la FDA han aumentado la información que deben llevar las etiquetas de los alimentos. Las etiquetas de los alimentos deben incluir

1. El tamaño convencional de la ración.
2. Las calorías, y las calorías derivadas de la grasa de cada ración.
3. Una lista de nutrientes e ingredientes.
4. Las cantidades diarias recomendadas de nutrientes en el alimento.
5. La relación entre el alimento y cualquier enfermedad.

Trate de hacer un hábito de leer las etiquetas de los alimentos que compra y familiarícese con la cantidad de calorías, grasa, carbohidratos y sodio en ellos. Con muchos de los alimentos, tener una selección de diferentes marcas, y comparar la información de las etiquetas, puede ayudar a seleccionar la marca más saludable. La información de las etiquetas de los alimentos lo ayuda a llevar un registro de la cantidad de nutrientes que consume diariamente. Esta información es vital para una dieta saludable.

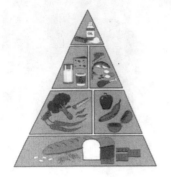

¿ Me ayudará la USDA Food Guide Pyramid a llevar una vida más saludable si tengo diabetes?

▼

TIP:

Sí. La pirámide guía de alimentos se desarrolló como una guía para que todos los estadounidenses coman saludablemente. Es una alimentación saludable para la gente con diabetes también. La forma de la pirámide le dice cuánto comer de los diferentes alimentos. La sección inferior—la sección más grande—es el grupo del pan, cereales, arroz y pasta, y la mayoría de la gente debe consumir 6-11 raciones al día. Las dos secciones arriba de los almidones son verduras (3-5 raciones al día) y frutas (2-4 raciones al día). Estas primeras tres secciones juntas cubren más de la mitad de la pirámide. Esto le dice a usted que la mitad o más de su consumo diario de alimentos debe derivar de estos alimentos. Las siguientes dos secciones son los lácteos (2-3 raciones al día) y el grupo de la carne, aves y pescado (2-3 raciones al día). No necesita usted tanta cantidad de estos alimentos. Además, pueden ser ricos en grasa. La sección pequeña superior contiene el grupo de las grasas, aceites y dulces. Usted necesita muy poco de estos alimentos, y por eso no tienen sugerencias de raciones. Pueden ser muy altos en calorías y poca nutrición. Seguir la pirámide guía de alimentos puede ser una forma fácil y saludable para una persona con diabetes para lograr una buena salud y nutrición. La ADA ha desarrollado una Diabetes Food Pyramid que es muy similar a la pirámide del USDA. Pida ayuda a su RD para usar estos instrumentos nutricionales.

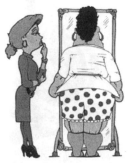

¿ *Debo unirme a un programa costoso de dieta y reducción de peso para bajar de peso?*

▼

TIP:

No lo recomendamos. Probablemente pierda su tiempo y su dinero. La publicidad de estos programas generalmente muestran fotografías "antes" y "después" de gente obesa que ha bajado de peso. Lo que esta publicidad no muestra es la gente que no ha bajado nada de peso. Y lo más importante, los estudios a largo plazo han mostrado que casi todas las personas que bajan de peso rápidamente en unos meses, lo recuperan al final de cinco años. Ésta ha sido también la experiencia con nuestros pacientes que han intentado estos programas. Además, las dietas muy bajas en calorías (DMBC) pueden ser peligrosas porque pueden causar desequilibrios químicos severos y deficiencias de vitaminas. Un plan mucho mejor para bajar de peso es hacer pequeños cambios en su estilo de vida para bajar sólo 1/2-1 libra al mes. En cinco años, este pequeño cambio representa bajar ¡50 libras de peso! En comparación con los programas costosos de dietas, los programas de reducción de peso de bajo costo, como Weight Watchers o TOPS (Take Off Pounds Sensibly), pueden proporcionar mucho apoyo y consejos para usted. Además, su equipo de cuidados de la salud puede ser de gran ayuda para sugerir la forma de hacer cambios pequeños, pero positivos, en su estilo de vida para alcanzar sus objetivos de peso.

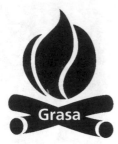

Grasa

¿ *Por qué aparecen cetonas en mi orina?*

▼

TIP:

Las cetonas en la orina muestran que su cuerpo está quemando grasa para obtener energía. Esto ocurre típicamente cuando no tiene usted suficiente insulina en su cuerpo para metabolizar el azúcar en energía, o cuando está ayunando (por la dieta o por no comer porque está enfermo). Cuando se acumulan las cetonas por falta de insulina, el trastorno es llamado "cetoacidosis", y puede ser peligroso. La cetoacidosis es más frecuente en la diabetes tipo 1 y ocurre cuando la gente desarrolla la diabetes, cuando deja de aplicarse insulina por alguna razón, o cuando está enferma. La mayoría de la gente desarrolla síntomas que los hacen consultar con un médico, como dolor de estómago, náusea o vómito, respiración rápida, orina frecuente, sed extrema, o fatiga.

Si usted está siguiendo una dieta que no proporciona suficientes calorías a su cuerpo, su organismo quema grasa para obtener energía. Éste es el efecto que usted quiere de su dieta, porque al quemar la grasa baja de peso. Sin embargo, un producto del metabolismo de la grasa son las cetonas, y estas cetonas salen en su orina igual que en la cetoacidosis. Si usted se siente bien y controla su azúcar en la sangre, entonces las cetonas en su orina son probablemente el resultado inofensivo de su dieta.

¿ Qué puedo hacer para que mi cónyuge siga su plan de alimentación?

▼

TIP:

Tenemos varias sugerencias. Hay muchas razones por la que su cónyuge no sigue el plan de alimentación prescrito. Primero, puede no entenderlo. ¿Recibió instrucciones escritas fácilmente comprensibles de una RD describiendo el plan de alimentación? Segundo, su cónyuge puede no creer que funcione. Pídale que intente el plan prescrito durante un mes y determine el peso y el azúcar diariamente para ver sus efectos. Luego puede decidir si el plan de alimentación lo ayudará a alcanzar sus objetivos. Tercero, su cónyuge puede no querer comer alimentos "diferentes" a los del resto de la familia. Es útil si toda la familia cambia a una dieta más saludable. (Un plan de alimentación es la misma dieta saludable balanceada que todos deben comer.) Su RD puede ayudar a adaptar sus alimentos favoritos en el plan de alimentación. Cuarto, ¿comprende usted los detalles del plan? Si usted selecciona y prepara el alimento que come su cónyuge, puede querer discutir el plan de alimentos con su RD. Finalmente, recuerde que cambiar los hábitos de alimentación implica un cambio en el estilo de vida, que es difícil para cualquiera. No trate de cambiar demasiadas cosas con excesiva rapidez. Su cónyuge necesita apoyo, comprensión y paciencia para alcanzar sus objetivos.

Capítulo 4 Recomendaciones de nutrición

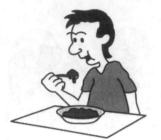

¿ Es buena idea comer cuatro o cinco comidas pequeñas durante el día en lugar de hacer tres comidas abundantes?

▼

TIP:

¡Sí! Los científicos han estado buscando la frecuencia ideal de las comidas desde que empezaron la investigación de la diabetes. Hay muchos beneficios si se consumen pequeñas cantidades de alimentos durante el día en lugar de cantidades mayores a la hora de las comidas. Estos beneficios incluyen disminución de los niveles de azúcar en la sangre después de un alimento, reducción de los requerimientos de insulina durante el día, y disminución de los niveles de colesterol. Estos beneficios probablemente derivan de la absorción lenta y continua de alimento en su intestino, que ahorra a su cuerpo el trabajo de cambiar a un estado de "ayuno". Además, consumir varias comidas pequeñas al día puede disminuir el hambre y reducir el número de calorías que come durante el día. Finalmente, hay medicinas disponibles para la diabetes, como la acarbosa, que hacen más lenta la absorción de alimento y tienen un efecto semejante a comer lentamente durante el día. La práctica de mordisquear no es para todos; pero si lo ayuda a mantener el control de su azúcar en la sangre y un peso deseable, sígalo haciendo.

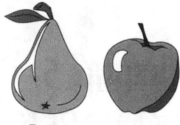

¿ *Cómo puedo usar el índice*
cintura/cadera para mejorar mi salud?

Forma
adecuada

Forma no
adecuada

▼

TIP:

El índice cintura/cadera puede usarse para predecir su riesgo de desarrollar enfermedad cardiaca en el futuro. Tome una cinta métrica y mida la circunferencia de su cuerpo en su diámetro más grande al nivel de sus caderas. Enseguida mida la cintura (su estómago) en su diámetro mayor. Sea honesto, no retraiga su estómago cuando lo está midiendo. Bien, ahora está listo. Divida el tamaño de su cintura en pulgadas entre el tamaño de su cadera en pulgadas. Si la respuesta es menos de 1,0 en los hombres (o 0,85 en las mujeres) su forma es adecuada. Lo que esto significa es que su cuerpo tiene forma de pera más que de manzana. Si el resultado es más de 1,0 en los hombres (o 0,85 en las mujeres) tiene usted un riesgo aumentado de desarrollar enfermedad cardiaca. La razón de este riesgo aumentado es que tiene usted más grasa en el área del estómago que en sus caderas y muslos. Por razones que no se conocen, la grasa localizada por arriba de las caderas es un factor de riesgo importante de enfermedad cardiaca futura. Si usted tiene riesgo aumentado y sobrepeso, necesita trabajar para bajar de peso. Después de bajar 5 libras, puede volver a determinar el índice cintura/cadera. En forma ideal, usted quiere reducir su peso hasta que el índice cintura/cadera esté por debajo de 1,0 si es hombre (0,85 si es mujer). Toda obesidad es mala para su salud, pero la obesidad por arriba de su cintura es especialmente peligrosa.

Capítulo 4 Recomendaciones de nutrición

Capítulo 5
COMPLICACIONES-MICRO*

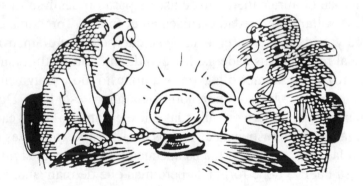

*Enfermedad de los vasos sanguíneos pequeños

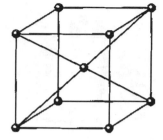

¿Qué significa el término PGA en referencia a la diabetes?

▼

TIP:

¡**B**uena pregunta! PGA es una abreviatura de producto final de glicosilación avanzada. Este complicado nombre describe el proceso por el cual el azúcar se adhiere permanentemente a los tejidos del cuerpo. El azúcar puede causar un daño tal, que los tejidos no pueden llevar a cabo su función normal.

Un ejemplo frecuente es la hemoglobina glicosilada, que es glucosa permanentemente adherida a la hemoglobina de sus glóbulos rojos de la sangre. Sin embargo, puesto que continuamente el cuerpo produce nuevos glóbulos rojos, se produce poco daño debido a esta forma de glucosa adherida. En contraste, los tejidos de sus ojos, riñones y nervios permanecen en su cuerpo por un largo periodo de tiempo, y el azúcar adherida puede causar daño significativo.

Una nueva medicina llamada aminoguanidina puede bloquear el azúcar para que no se adhiera permanentemente y no dañe a los tejidos de su cuerpo. Esperamos que esta medicina pueda prevenir algunas de las complicaciones de la diabetes. Esta medicina está siendo probada actualmente en muchos centros médicos de Estados Unidos. Los estudios en animales sugieren que debería funcionar bien en humanos. Si lo hace, podrán prevenirse muchas de las complicaciones de la diabetes.

Capítulo 5 Complicaciones–Micro

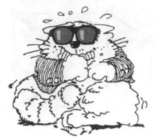

¿ *Qué clases de problemas de los ojos son causados por la diabetes?*

▼
TIP:

La diabetes es la causa número uno de ceguera en Estados Unidos. Afortunadamente muchos problemas de los ojos son tratables si se identifican tempranamente. Uno de los problemas más severos de los ojos causados por la diabetes es la retinopatía. En esta enfermedad, crecen vasos sanguíneos frágiles en la parte posterior del ojo y pueden sangrar fácilmente. Este sangrado puede enturbiar la visión y llevar a cicatrices permanentes en la parte posterior del ojo (la retina). La gente con diabetes puede tener también cataratas (una turbidez permanente del cristalino), "cuerpos flotantes" que interfieren temporalmente con la visión, e inflamación de los nervios del ojo que pueden causar daño permanente a su visión (edema macular). La función anormal de los nervios que controlan los músculos del ojo puede producir visión doble. Toda la gente que desarrolla visión doble debe ir con un doctor de los ojos tan pronto como sea posible para descartar otras posibles causas, como un pequeño accidente vascular cerebral. Las cataratas pueden corregirse quirúrgicamente. El tratamiento con láser ayuda a detener la retinopatía o el edema macular si se practica antes de que haya demasiado daño. Un examen anual de los ojos por un médico que se especializa en enfermedades diabéticas del ojo es la mejor forma de detectar problemas de los ojos en sus etapas tempranas y, manteniendo su azúcar en la sangre cerca de lo normal, puede ayudar a disminuir su riesgo de enfermedades de los ojos.

101 Consejos para estar sano teniendo diabetes (y evitar complicaciones)

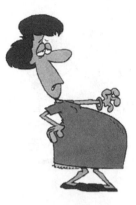

¿Por qué se preocuparía mi equipo de atención de la salud si me embarazara teniendo la presión arterial elevada y si me han tratado con láser los problemas de mis ojos?

▼

TIP:

Durante el embarazo ocurren muchos cambios en el flujo y la presión de la sangre que pueden agravar la enfermedad de los ojos y la enfermedad renal. El número de medicinas para la presión arterial que se puede usar con seguridad durante el embarazo sin dañar a un feto en desarrollo es limitado. Debe usted discutir las opciones y la severidad de sus complicaciones abiertamente con su equipo de cuidados de la salud como parte del proceso de planeación preembarazo. Las complicaciones existentes de la diabetes pueden agravarse durante el embarazo. Esto no quiere decir que no pueda embarazarse si tiene complicaciones diabéticas leves. Muchas mujeres con diabetes de larga evolución pueden tener un embarazo normal. Sin embargo, las complicaciones pueden hacer más difícil el embarazo. Una forma de valorar los riegos del embarazo es la "clasificación de White" llamada así por la doctora Priscilla White, que la desarrolló. Es utilizada por algunos obstetras que se especializan en pacientes con diabetes. El tiempo que ha tenido usted diabetes y la severidad de sus complicaciones determina su nivel de riesgo en la clasificación de White.

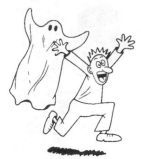

¿ Puedo ignorar los riesgos de las complicaciones de la diabetes si el solo pensamiento de ellas me da temor?

▼

TIP:

No, porque hay algunas cosas que puede usted hacer ahora para prevenir las complicaciones incapacitantes de la diabetes. Ajustando su alimentación, su actividad física y medicinas (si toma alguna) para llevar sus niveles de glucosa en la sangre a rangos cercanos a lo normal puede ayudarlo a evitar o retrasar las complicaciones. La investigación ha probado eso. Usted está expresando emociones por las cuales la mayoría de nosotros pasamos en algún tiempo de nuestra vida. Todos tenemos temores de envejecer o estar incapacitados, tengamos diabetes o no. El reto que todos enfrentamos es cómo llevar una vida saludable. Todos queremos vivir bien cada día que vivimos. Queremos ser totalmente funcionales e independientes. Puede usted decidir ignorar los cambios que se llevan a cabo en su cuerpo, pero eso no hará que desaparezcan. O puede usted cambiar los resultados para que pueda vivir su vida sin temor. Sus conocimientos respecto a los efectos de las complicaciones diabéticas sobre su cuerpo son información que puede proporcionarle ¡poder sobre el futuro!

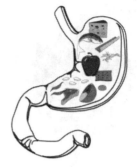

¿ *Cuando como, ¿por qué me siento lleno antes de terminar de comer?*

▼
TIP:

Sus síntomas pueden ser causados por una complicación de la diabetes llamada "gastroparesia diabética". Significa que el estómago se vacía muy lentamente. Es causada por el daño a los nervios que controlan la velocidad con que el alimento sale del estómago y es procesado en el intestino. Algunas personas presentan náusea, mientras que otras puede notar únicamente que no pueden comer tanto de una sola vez. Si la velocidad del vaciamiento de su alimento es demasiado lento y se aplica usted insulina antes del alimento, su azúcar en la sangre puede disminuir antes que el alimento haya tenido oportunidad de absorberse. Puede necesitar hacer ajustes cuando se aplica insulina o toma medicinas orales para evitar bajas de azúcar en la sangre para adecuarlas a la absorción de carbohidratos del alimento. Los alimentos altos en fibra o altos en grasa tienden a agravar la gastroparesia. Hay algunas medicinas que pueden ayudarlo a mejorar la función del intestino. Hable con su equipo de atención de la salud respecto al mejor enfoque para usted.

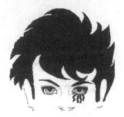

¿ Podría mi diabetes hacer que uno de mis ojos esté rojo y me duela?

▼

TIP:

Tal vez. La alergia al polen y al polvo del aire son las causas más frecuentes del enrojecimiento de los ojos, pero raras veces causan dolor. Una infección en un ojo que puede causar enrojecimiento de los ojos es la conjuntivitis u "ojo rosado". Desafortunadamente, esta infección tiene que seguir su evolución porque los antibióticos no pueden acelerar la recuperación. Las infecciones bacterianas severas pueden empezar en la superficie o detrás del ojo en una persona con diabetes y requieren antibióticos potentes para curarse. Un síntoma frecuente de los pacientes con infecciones virales o bacterianas es que despiertan en las mañanas con las pestañas pegadas por el pus que se ha acumulado durante la noche.

Si su dolor es más que una sensación de presión, puede usted tener glaucoma. El glaucoma es demasiada presión en el ojo y es más frecuente en gente con diabetes. Puede detectarse durante el examen anual de sus ojos. La prueba implica soplar un poco de aire (que no duele) en la superficie del ojo. Su médico puede prescribir gotas para los ojos que disminuyan la presión en el ojo. Este trastorno debe detectarse tempranamente porque es tratable. Si no se trata, el glaucoma puede resultar en ceguera.

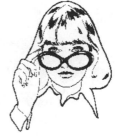

¿ Se agravará mi enfermedad renal si me embarazo?

▼

TIP:

Tiene el 30 % de probabilidades de que su función renal se agrave durante el embarazo, pero estos cambios mejoran a menudo después del parto. Muchas mujeres con diabetes presentan primero signos de función renal anormal (dejan pasar proteínas en la orina) durante el embarazo. Si tiene usted enfermedad renal antes de embarazarse, existe probabilidad de que se agrave durante el embarazo.

Además, los bebés de madres con enfermedad renal diabética tienen un mayor riesgo de nacer muertos, dificultad respiratoria, ictericia y tamaño anormalmente pequeño en comparación con los bebés de madres diabéticas sin problemas renales. Además, el 30 % de estos bebés nacen prematuramente. Usted necesita llevar un control estricto de su azúcar y un control cuidadoso de la presión arterial antes y durante el embarazo. Se necesita un trabajo intenso para mantener el azúcar en la sangre cerca de lo normal durante todo el embarazo, pero es necesario para su salud y la de su bebé. Debe usted conocer los riesgos antes de embarazarse.

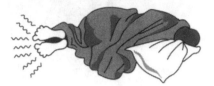

¿ *Por qué me arden los pies en la noche cuando estoy tratando de dormir?*

TIP:

Los nervios de sus pies se han afectado por la diabetes. "Neuropatía dolorosa" es un término que se utiliza para describir el dolor sin una causa obvia. La gente con neuropatía dolorosa describe generalmente una sensación de "alfileres y agujas" o ardor en los pies y piernas que es más aparente en la noche (cuando hay pocas otras cosas que lo distraen). Puede usted también presentar calambres frecuentes en las piernas. Debido a que la neuropatía dolorosa es difícil de curar una vez que se ha establecido, el mejor tratamiento es prevenirla controlando su azúcar en la sangre. Estos problemas de los nervios ocurren más frecuentemente en los hombres y en la gente que ha tenido diabetes durante muchos años, de alta estatura, que fuman o tienen un control deficiente de su azúcar en la sangre.

Si usted tiene ya neuropatía dolorosa, hay tratamientos disponibles que proporcionan cierto alivio en el 50 % de la gente. Estos tratamientos incluyen el uso de medicinas antidepresivas, ciertas medicinas para el corazón, medicinas como Dilantin y Tegretol y cremas hechas de ají (capsaicina). Estas cremas se frotan en los pies para desensibilizarlos. Si no obtiene alivio con estos tratamientos, lo bueno es que el dolor de esta neuropatía disminuye a menudo con el tiempo.

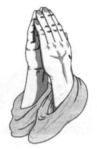

¿ Hay alguna prueba sencilla para ver si mi diabetes es responsable de que mis manos estén tiesas y rígidas?

▼
TIP:

La elevación de azúcar en la sangre durante un periodo largo de tiempo puede aumentar la rigidez del tejido alrededor de sus articulaciones de los dedos. Esto puede causar eventualmente rigidez en sus manos que no permite que los dedos se estiren completamente. Esta rigidez puede hacer que sea difícil escribir o recoger cosas pequeñas y hacer movimientos finos. Una prueba fácil para detectar este trastorno es el "signo de la oración", en el cual mantiene usted sus manos juntas, una palma contra la otra, para ver si sus dedos pueden quedar planos unos contra otros. Si queda un espacio entre su mano derecha y su mano izquierda cuando trata de hacer que sus manos estén juntas (como en la figura de arriba), éste es un signo de la oración "positivo". La artritis puede también dar un signo de la oración positivo. En el futuro cercano, nuevas medicinas podrán estar disponibles para reducir la rigidez. Mientras tanto, debe tratar de mantener su azúcar en la sangre lo más cercana posible a su objetivo.

Capítulo 5 Complicaciones–Micro

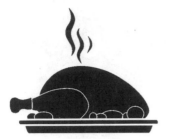

Debo comer más proteínas para reemplazar las proteínas que estoy perdiendo en la orina?

▼

TIP:

Generalmente la respuesta es no. Las proteínas que está usted perdiendo en su orina son un signo de que el filtro de sus riñones está mostrando desgaste. Normalmente, la sangre de su cuerpo pasa a través de los riñones para eliminar los productos de desecho. Los riñones actúan como un filtro que retiene sustancias valiosas pero deja pasar el agua. Se supone que las proteínas de su sangre deben permanecer en su cuerpo, pero cuando los filtros de los riñones están dañados por los años de elevación de azúcar en la sangre y la presión arterial alta, dejan pasar las proteínas también. Además, los productos de desecho de las proteínas pueden estar sometiendo a estrés a los riñones.

Reducir la cantidad de proteínas en su dieta puede ayudar a los riñones a retardar el daño. Debe usted hablar con el que le proporciona los cuidados de la salud o una RD respecto a reducir las proteínas en su dieta. Podría no saber que muchos alimentos como los cereales y granos contienen proteínas. Puede usted necesitar ayuda para diseñar un plan de alimentación que le permita reducir las proteínas, pero que le proporcione los tipos esenciales y las cantidades que usted necesita. Las selecciones inteligentes de alimentos y seguir su plan de alimentación son una parte importante para mantener sanos sus riñones.

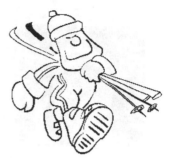

¿ *Debo limitar mi programa de ejercicio durante un mes después del tratamiento de mis ojos con láser?*

▼

TIP:

Sí. La enfermedad de los ojos causada por la diabetes (retinopatía) es un trastorno de sobrecrecimiento de vasos sanguíneos frágiles en los ojos, que pueden causar sangrado, cicatrices y pérdida de visión si se rompen. Aun cuando ha recibido usted tratamiento con láser, debe tener cuidado de evitar situaciones que pueden aplicar estrés a estos vasos. Evite los ejercicios que requieren mucho esfuerzo, como levantamiento de pesas o cualquier ejercicio que requiera mantener la respiración. El buceo puede aumentar también la presión en los ojos y debe evitarse. Otra consecuencia del tratamiento con láser es la posibilidad de pérdida de visión periférica (la capacidad para ver claramente a los lados). Por esta razón, algunos deportes (como el frontón o el tenis) pueden ser peligrosos, porque debe usted responder a una pelota que viene a una alta velocidad desde todos los ángulos. Debe usted discutir cualquier programa de ejercicio con su doctor de los ojos si ha recibido tratamiento con láser.

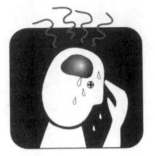

¿ Por qué he empezado recientemente a sudar profusamente cuando me siento a comer, aunque el alimento no contenga ají o condimentos?

TIP:

Una complicación de la diabetes relacionada con el daño a los nervios es llamada "sudoración gustativa". La persona con diabetes empieza a sudar al masticar alimento. No se conoce la causa de esta sudoración, pero puede estar relacionada con la elevación de azúcar en la sangre durante largo tiempo. Puede usted también tener sudoración aumentada o rubor en el cuello y pecho. El queso y chocolate son los alimentos que causan más frecuentemente sudoración, pero pepinillos, alcohol, vinagre, fruta fresca y alimentos salados pueden producirla también. Se han intentado diversos tipos de medicinas para tratar este problema, con diferentes niveles de éxito. Aunque en algunos casos se detiene espontáneamente, trate de mantener su azúcar en la sangre lo más normal posible y evite los alimentos que pueden causar la sudoración.

Capítulo 6
COMPLICACIONES - MACRO*

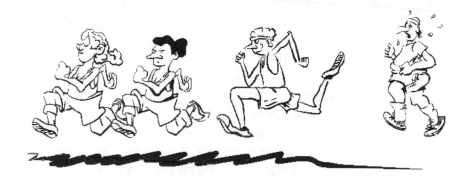

*Enfermedad de los vasos sanguíneos grandes

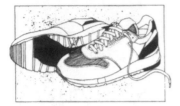

No quiero terminar teniendo problemas en los pies; ¿cómo sé si mis zapatos deportivos son adecuados?

▼

TIP:

Es mejor comprar zapatos en una zapatería que cuente con personal experimentado que sabe cómo medir sus pies y adaptar sus zapatos correctamente. Un "pedortesista certificado" es un especialista en adaptar zapatos y plantillas para que se adapten adecuadamente sin tener puntos de presión. Cuando usted compra zapatos nuevos, úselos sólo unas horas, y examine sus pies en busca de áreas rojas o lugares doloridos en los que pudo haber fricción con los zapatos. Inclusive los zapatos que se adaptan bien pueden tener una costura o un área que frota su pie. Compre calcetines deportivos acojinados que protejan sus pies de ampollas. Los zapatos deportivos se han convertido en zapatos de muy alta tecnología en estos días y tienen diferentes características dependiendo del ejercicio que planea hacer. Es una buena idea comprar los que tienen acojinamiento extra porque eso reduce el desgaste de sus articulaciones. Busque en las Páginas Amarillas zapaterías que se especialicen en zapatos deportivos o que tengan un pedortesista en su personal.

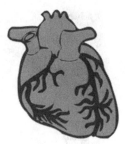

¿ Tengo más riesgo de desarrollar enfermedad cardíaca por tener diabetes?

▼
TIP:

Sí. Por razones que no se conocen, tener diabetes lo coloca en un mayor riesgo de enfermedad cardíaca y de otras enfermedades causadas por arterias bloqueadas. De hecho, su riesgo es el mismo que una persona sin diabetes que ya ha tenido un ataque cardíaco. Por eso es muy importante que minimice sus otros factores de riesgo practicando suficiente ejercicio, manteniendo su peso normal, evitando el colesterol y los alimentos grasos (grasa saturada), y manteniendo normal su presión arterial. Caminar es un buen ejercicio y ayuda en todas esas áreas, así como a reducir el estrés. Lo más importante (por lo menos en nuestra opinión) es que no fume. Si usted fuma, únase a un grupo de apoyo de "no fumadores". Se encuentran disponibles en la mayoría de las comunidades y centros de cuidados de la salud. Los parches de nicotina pueden ayudar. Muchos de los factores de riesgo que contribuyen a la enfermedad cardíaca pueden reducirse mucho con un estilo de vida saludable, y este debe ser su objetivo con o sin diabetes. Sin embargo, debido a que tiene usted ya un factor de riesgo de enfermedad cardiaca (la diabetes), hay más razón todavía para reducir otros factores de riesgo.

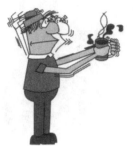

¿Por qué me mareo al incorporarme?

TIP:

Los pacientes con diabetes por largo tiempo pueden perder la capacidad de mantener su presión arterial en respuesta a los cambios de postura. Su presión arterial puede bajar mucho cuando se incorpora, produciendo mareo, pérdida temporal de la visión, o episodios de desmayo.

Puede estar presentando "mareo postural", que puede ser serio. La función anormal de los nervios que regulan su corazón y vasos sanguíneos es la causa más frecuente del mareo postural, pero su equipo de cuidados de la salud debe descartar otras causas. Las medicinas para la presión arterial, como los diuréticos, pueden causar mareo postural y lo mismo los antidepresivos, la nitroglicerina y ciertos bloqueadores del calcio.

Si su mareo postural se debe a la diabetes únicamente, necesita tratamiento específico de este problema. Inclinando su cama en tal forma que la cabecera esté 6-9 pulgadas más arriba de los pies puede reducir su mareo cuando se levanta. Otros tratamientos incluyen aumentar cuidadosamente la sal en la dieta, usar medias elásticas para evitar que la sangre se acumule en sus piernas, o tomar una píldora (Florinef) que ayuda a retener líquido en el cuerpo. Estos tratamientos pueden ser peligrosos en personas con enfermedad cardiaca, por lo que debe consultar con su equipo de cuidados de la salud antes de intentar cualquiera de ellos.

101 Consejos para estar sano teniendo diabetes (y evitar complicaciones)

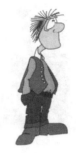

¿ Puedo culpar a mis 25 años de diabetes de mi problema reciente para mantener la erección?

▼

TIP:

Puede ser, pero hay otras causas de este trastorno. Su médico debe empezar por buscar causas psicológicas y emocionales. Esto incluye preguntas respecto a depresión, porque la depresión afecta el impulso sexual. Otras causas pueden ser una mala circulación al pene o niveles hormonales bajos. El flujo sanguíneo al pene puede ser demasiado bajo para tener o mantener una erección. El azúcar elevada a largo plazo puede afectar estos vasos sanguíneos o los nervios que van al pene. Si este es el problema, hay aparatos para ayudarlo a tener una erección. Todos los hombres tienen niveles disminuidos de hormonas masculinas con la edad. Reemplazando estas hormonas con inyecciones mensuales (o parches en la piel diarios) de testosterona puede mejorar el impulso sexual. Hay una medicina oral que ayuda hasta el 60 % de los hombres con diabetes a tener erecciones (Viagra). Esta medicina ha llegado a ser muy popular pero es costosa. Algunas medicinas para la presión arterial pueden causar problemas sexuales como efecto secundario, y el cambio de una a otra puede ayudar. El alcohol puede afectar los niveles de hormonas masculinas y puede deprimir la capacidad de su cerebro para excitarse sexualmente. Hay muchas causas y muchos tratamientos de la disfunción eréctil. Vea a su equipo de cuidados de la salud para tener una evaluación o la referencia a un especialista.

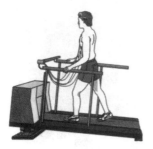

*Me deben practicar una prueba anual
¿ para ver si tengo enfermedad
cardíaca?*

▼

TIP:

Pregunte a su equipo de cuidados de la diabetes cada año si
tiene usted síntomas que indiquen que necesita una prueba para
el corazón. La enfermedad cardiaca es la causa de muerte en el 80
% de la gente con diabetes aproximadamente. La gente con
diabetes no siempre desarrolla síntomas (como dolor en el pecho)
cuando tienen estrés en el corazón o inclusive un ataque cardiaco,
y la enfermedad cardíaca puede ocurrir a una edad muy joven. Se
requieren pruebas para diagnosticar la enfermedad cardíaca en una
etapa en que sea tratable. Si usted ha tenido diabetes muchos años,
pregunte a su equipo de cuidados de la salud si una prueba de
escrutinio para la enfermedad cardiaca silenciosa es necesaria—
especialmente si planea empezar un programa de ejercicio o si
tiene múltiples factores de riesgo de enfermedad cardiaca. Su
equipo de cuidados de la salud probablemente lo refiera a un
doctor del corazón (cardiólogo) para estas pruebas, y el tipo de
prueba puede variar. Algunos cardiólogos prefieren una simple
prueba de ejercicio en la rueda de andar, en la cual su corazón es
monitorizado mientras camina usted en una rueda de andar.
Muchos cardiólogos prefieren ahora aplicar estrés a su corazón con
una medicina en lugar de ejercicio. Una prueba, llamada prueba de
estrés con dipiridamol, muestra cómo funciona su corazón cuando
trabaja mucho y puede revelar áreas dañadas del corazón. Este
daño puede ser tratado entonces con medicinas o cirugía.

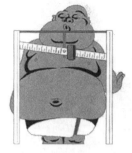

*¿ Si no puedo alcanzar o ver bien los
dedos de mis pies, como puedo cuidar
mis pies adecuadamente?*

▼

TIP:

Mucha gente con diabetes tiene dificultad para ver bien sus pies y cortar sus uñas. Las razones de este problema son muchas, incluyendo falta de visión, obesidad, artritis, dolor de espalda y otros trastornos médicos que pueden impedir que usted se incline hacia el piso. Pida a un familiar o a un amigo que examinen sus pies una vez al día en busca de ampollas y problemas en las uñas. Nosotros recomendamos fuertemente que la mayoría de gente con diabetes no trate de cortarse las uñas, sino que vaya regularmente con un podiatra para los cuidados de rutina de sus pies. Los podiatras están entrenados para proporcionar una buena higiene para los pies y cuidados de las uñas. Pueden localizarse en las Páginas Amarillas en Médicos y Cirujanos, DPM (podiatras), o puede usted pedir a su equipo de cuidados de la salud que lo refieran con uno de ellos. Es sumamente importante un buen cuidado de sus pies para una buena salud. Puede salvar sus pies.

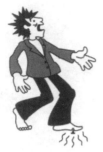

¿ Necesito cuidados especiales para mis pies si no me duelen?

▼
TIP:

Sí. Si usted ha tenido diabetes muchos años, es frecuente no sentir dolor en sus pies. Por lo tanto, puede no notar ampollas y úlceras que normalmente le impedirían caminar. Incluso si no tiene ampollas, ojos de pescado, callos o uñas engrosadas, debe examinar sus pies diariamente y usar una loción humectante después del baño—pero no entre los dedos. No se recomienda caminar descalzo por posibles lesiones en sus pies. Quite siempre sus zapatos y calcetines durante su visita trimestral con el equipo de cuidados de la salud como un recordatorio de que deben examinar sus pies. El equipo examinará si puede usted sentir un toque suave o si tiene cambios en la dirección de sus dedos, o examinará sus reflejos y su capacidad para sentir la vibración de un diapasón. Buscarán fisuras en la planta de sus pies y entre su dedos, y se asegurarán que no tiene una uña enterrada. Las uñas enterradas pueden infectarse fácilmente y requieren cuidados especiales. Debe usted ver a un podiatra si tiene tendencia a desarrollar uñas enterradas. Un podiatra puede remover también los callos. Muchas de las infecciones que terminan en amputaciones empiezan como úlceras diminutas, no dolorosas, que no cicatrizan.

101 Consejos para estar sano teniendo diabetes (y evitar complicaciones)

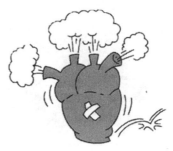

¿Por qué mi médico me prescribió una medicina para bajar el colesterol si mis niveles de colesterol son únicamente limítrofes altos?

▼

TIP:

Porque su médico quiere prevenir o retrasar la enfermedad cardiaca. La enfermedad cardiaca es la causa principal de muerte de la gente con diabetes. Los niveles de grasas (colesterol y triglicéridos) en su sangre son una de las formas más importantes de determinar el riesgo de desarrollar enfermedad cardiaca. La gente con diabetes tiende a desarrollar enfermedad cardiaca con niveles de lípidos más bajos que los pacientes no diabéticos, por lo que algunos médicos tratan pronto de disminuir los niveles de lípidos en sus pacientes diabéticos. Ésta es probablemente una buena idea, especialmente si es usted una persona que tiene otros factores de riesgo de enfermedad cardiaca. Estos factores de riesgo incluyen fumar, presión arterial elevada y una historia de enfermedad cardiaca a una edad joven en familiares cercanos.

Debido a que el riesgo de enfermedad cardiaca es alto en la gente con diabetes, debe dejar de fumar, llevar una dieta baja en grasa y baja en colesterol, no subir de peso y practicar ejercicio regularmente. Si estas medidas no disminuyen las grasas de su sangre, entonces generalmente se considera tratamiento con medicinas.

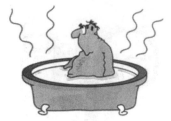

Si me aplico insulina ¿está bien que me siente en un baño de tina caliente?

▼

TIP:

En ciertas circunstancias. La gente con diabetes debe tener cuidado con los baños de tina calientes y saunas. El calor excesivo puede hacer que su corazón lata más rápido, y si tiene usted un problema cardiaco (como angina), puede terminar con un daño serio al corazón. Cuando la sangre de su cuerpo se calienta demasiado, su corazón trata de aumentar el flujo de sangre a la piel para eliminar parte del calor extra que ha absorbido del agua o del vapor. Si usted se aplica insulina para controlar su diabetes, puede encontrar que este aumento del flujo de sangre a la grasa (en donde usted se inyecta la insulina) aumenta la velocidad a la que se absorbe la insulina. Por lo tanto, una dosis de insulina de acción más prolongada que tiene el objeto de durar toda la noche, puede absorberse mucho más rápidamente. Esto hace que su azúcar baje en las horas siguientes al baño de tina caliente. Nosotros recomendamos temperaturas no mayores de 105° y que no permanezca en el agua más de 20 minutos. Discuta sus planes con su equipo de cuidados de la salud.

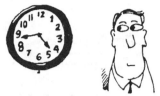

¿ *Por qué algunas veces me sale orina sin sentir?*

▼

TIP:

Aproximadamente el 25 % de la gente con diabetes por largo tiempo tiene algunos problemas con la función de la vejiga. La mayoría de estos problemas son resultado de señales equivocadas de los nervios que controlan la vejiga. Algunos de estos problemas son menores, como la incapacidad para vaciar completamente la vejiga cuándo orina, o un flujo lento de orina, o incapacidad para saber cuándo su vejiga está llena hasta que rebosa. Cuando sale orina accidentalmente, el problema generalmente es mas avanzado y es llamado "incontinencia". La causa más frecuente de incontinencia es la incapacidad de saber cuándo está llena la vejiga, y esto puede tratarse con medicina o corregirse con cirugía. En todos los hombres mayores de 40 años con diabetes se debe practicar un examen de la próstata cada año. Si tiene usted incontinencia por rebosamiento, puede manejar el problema recordándose a usted mismo orinar por horario todos los días. Puede fortalecer los músculos alrededor de la vejiga haciendo los ejercicios de "Kegel" (tensando y relajando) o deteniendo el flujo de orina varias veces. Si sigue teniendo problemas, busque ayuda de un especialista de la vejiga (un urólogo).

Si disminuyo la grasa en mi dieta se reduce mi riesgo de
¿ *enfermedad cardiaca?*

Tipo de grasa	Efecto en su cuerpo	En resumen...
Grasa saturada: Grasas animales, manteca	Aumenta el colesterol: aumenta la enfermedad cardiaca	☹
Grasa monoinsaturada: Aceite de oliva, aceite de canola, almendra, aguacate	Disminuye el colesterol: no tiene efecto sobre HDL (el colesterol "bueno")	☺
Grasa poliinsaturada: Aceite de maíz, aceite de cártamo	Disminuye el colesterol; efecto positivo y negativo sobre el colesterol de HDL	☺

▼

TIP:

En la mayoría de los casos, sí. Usted disminuirá especialmente su riesgo si reduce las grasas saturadas. Las grasas pertenecen a uno de tres grupos.

Las grasas saturadas aumentan el colesterol y por lo tanto, el riesgo de enfermedad cardíaca. Generalmente son sólidas a temperatura ambiente y se encuentran en las grasas animales (carne, mantequilla, manteca, tocino, queso), aceite de coco, palma y kernel, grasas de productos lácteos y grasas hidrogenadas de vegetales (como manteca vegetal y barras de margarina).

Las grasas monoinsaturadas disminuyen el colesterol total, no afectan los niveles de HDL, y pueden reducir los niveles de triglicéridos. Las fuentes de alimentos son aceite de oliva, aceite de cacahuate, aceite de canola, aceitunas, aguacate y almendras (excepto nueces, que son poliinsaturadas).

Las grasas poliinsaturadas disminuyen el colesterol pero pueden también disminuir los niveles de HDL. Las fuentes en los alimentos son aceites vegetales como maíz, cártamo, soya, girasol y semillas de algodón.

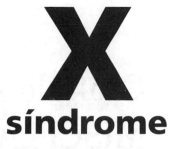

X
síndrome

¿ Mi presión arterial alta está relacionada con mi diabetes?

▼

TIP:

Probablemente. La gente con diabetes tiene mayor probabilidad de tener la presión arterial alta. Y la gente que tiene los siguientes síntomas tiene mayor probabilidad de desarrollar diabetes o enfermedad cardíaca. La combinación de presión arterial alta, niveles elevados de grasas en la sangre (triglicéridos), obesidad (principalmente alrededor y por arriba de la cintura), y resistencia a la insulina es llamada generalmente "síndrome X". No es una enfermedad especifica sino un grupo de factores de riesgo relacionados que a menudo existen juntos. Una persona con síndrome X tiene mayor riesgo de desarrollar diabetes y enfermedad cardíaca. El síndrome X es muy frecuente y puede afectar hasta el 25 % de los hombres estadounidenses de mediana edad (y menos frecuentemente a las mujeres). Por lo tanto, para contestar su pregunta, la presión arterial elevada y la diabetes están relacionadas, y a menudo ocurren en el mismo individuo. El mensaje importante para la salud es que una persona con síndrome X debe buscar inmediatamente atención médica para reducir su peso y su presión arterial. No debe esperar hasta desarrollar diabetes o enfermedad cardiaca para cambiar a un estilo de vida más saludable.

Capítulo 7
MISCELÁNEOS

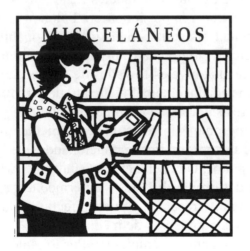

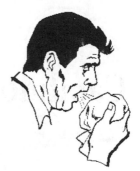

¿ Qué puedo tomar para una tos causada por mi medicina, un inhibidor de la ECA?

▼

TIP:

Mucha gente con diabetes tiene la presión arterial elevada. Los inhibidores de la enzima convertidora de la angiotensina (ECA) son medicinas ideales para este problema. Uno de sus efectos es disminuir la presión arterial en los riñones y protegerlos del daño. Los estudios han mostrado que estas medicinas retrasan el daño renal causado por la diabetes. Desafortunadamente, estas medicinas afectan también los pulmones, y aproximadamente el 20 % de la gente tratada con ellos desarrolla un molesta tos. Aunque esta tos no es peligrosa, algunos pacientes tienen que dejar de tomar el inhibidor de la ECA porque no pueden tolerar la tos. Losartán (Cozaar), un nuevo tipo de inhibidor de la ECA, ha sido aprobado recientemente por la FDA. Esta medicina tiene muchos de los beneficios de los otros inhibidores de la ECA sobre la presión arterial y los riñones, pero no causa tos. Pregunte a su equipo de cuidados de la salud si ésta puede ser una buena medicina para usted.

Capítulo 7 Misceláneos

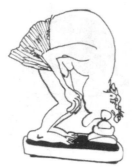

¿ *Por qué subo de peso al aumentar en edad?*

▼

TIP:

Desafortunadamente la mayoría de la gente sube de peso al aumentar en edad. Hay varias razones. Al aumentar la edad, su nivel de actividad cambia a ejercicio menos vigoroso. Por ejemplo, en el grupo de edad entre 20 y 30 años, mucha gente trota, juega a tenis, asiste a los clubes de salud, etc. En años posteriores, la gente cambia de actividades para incluir golf, boliche y ver televisión. Al cambiar sus actividades, quema usted menos calorías. Si sigue comiendo la misma cantidad de alimento que siempre ha comido, aumentará de peso. Además, estudios recientes han sugerido que la gente mayor es más eficiente para almacenar alimento en forma de grasa. Esto significa que con la misma cantidad de alimento, se necesita más ejercicio para utilizarlo. Debe usted disminuir gradualmente la cantidad de alimento al aumentar en edad para mantener su peso normal. En general, mientras más delgado sea, más vivirá usted.

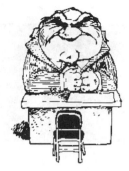

¿ Puede mi diabetes causar estreñimiento?

▼

TIP:

Sí. El estreñimiento es el trastorno gastrointestinal más frecuente en la gente con diabetes, afectando aproximadamente a uno de cada cuatro pacientes. Sus probabilidades de tener estreñimiento aumentan al 50 % si tiene problemas de los nervios debidos a la diabetes. La mayoría de episodios de estreñimiento en la gente con diabetes son causados por falla de los nervios que controlan los músculos del intestino delgado o del intestino grueso para funcionar adecuadamente. Otras posibles causas incluyen bloqueo por una gran cantidad de heces duras y secas; niveles bajos de hormona tiroidea; o un tumor no diagnosticado. Si tiene usted problemas frecuentes, debe pedir a su equipo de cuidados de la salud una evaluación completa de su intestino, incluyendo pruebas de hormonas tiroideas. Esta evaluación puede incluir un estudio diagnóstico llamado enema baritado, o un procedimiento en el cual un especialista en el estómago e intestino (gastroenterólogo) examina su intestino con un dispositivo de fibra óptica para verlo (un colonoscopio). Si resulta que su estreñimiento es causado por la diabetes sola, puede obtener alivio agregando fibra a su dieta o un laxante suave, como el docusato.

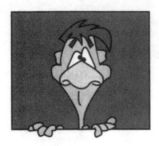

¿ Debo estar preocupado por una presión arterial de 128/86?

▼
TIP:

Las guías más recientes de la American Heart Association sugieren que la presión arterial diastólica (el número inferior) por arriba de 85 aumenta su riesgo. Inclusive elevaciones leves de la presión arterial como la suya aumentan el riesgo de complicaciones como retinopatía (enfermedad de los ojos), nefropatía (enfermedad renal), y enfermedad cardiaca. Debe usted discutir estas cifras con su equipo de cuidados de la salud. Si sus cifras de presión arterial son consistentemente elevadas, puede necesitar medicinas para la presión arterial. Su médico puede pedirle que determine su presión arterial muchas veces y en diferentes circunstancias para determinar si su presión arterial es alta todo el tiempo o sube únicamente en determinados momentos. Si no ha intentado el ejercicio y la nutrición para disminuir su presión arterial, es tiempo de empezar un programa de caminata y disminuir el sodio en su dieta. La cantidad de sodio recomendada es de 2.400 mg al día o menos. Empiece retirando el salero de la mesa. Lea las etiquetas de los alimentos para identificar (y luego reducir) los alimentos altos en sodio de su dieta. Los alimentos enlatados y procesados pueden ser altos en sodio. El alcohol puede aumentar también su presión arterial.

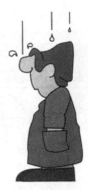

¿ Cómo manejo la depresión de haber tenido diabetes durante 25 años?

▼

TIP:

La depresión es un trastorno en la gente con enfermedades crónicas como la diabetes. Reconocer los síntomas de depresión y establecer el diagnóstico es clave para tratarla. La falta de energía, los cambios en los hábitos de alimentación, los cambios en los patrones del sueño (alteraciones del sueño que pueden llevar a somnolencia durante el día) y la pérdida de interés en las actividades que previamente disfrutaba son síntomas que apuntan a la depresión. Puede usted perder interés en las actividades del manejo de la diabetes cuando está deprimido. Es importante hablar con su equipo de cuidados de la salud respecto a esos sentimientos y cambios en su vida. Su médico puede recomendarle terapia o prescribir temporalmente una medicina que puede ayudarlo a disfrutar la vida de nuevo.

¿ *Hay una lista de pruebas y otras cosas que se supone que debo estar haciendo para estar sano?*

Lista de verificación de la diabetes

Actividades de cuidados	Frecuencia	Fecha
Control de la diabetes	Revisión trimestral de registros de GS Meta de la HbA1c _____	
Oftalmología	Examen anual con dilatación Buscar glaucoma, cataratas	
Renal	Escrutinio de proteinuria/microalbuminuria BUN/creatinina anual	
Neuropatía/Pies	Pies y piernas trimestral Referencia a podiatría si es necesario	
Examen Cardiovascular	PA trimestral Lípidos: escrutinio anual en ayunas ECG basal	
Hipoglucemia/ Hiperglucemia	Revisar plan de manejo ¿Glucagón disponible?	
Vacunas	Flu: anual Pneumovax	
Educación de diabetes	Revisión inicial y anual	
Otras	Hospitalizaciones: ¿Fechas? ¿Razones?	

▼

TIP:

Sí. La ADA publica *Standards of Medical Care for Patients with Diabetes Mellitus* para proporcionar guías para los profesionales de la salud para manejar la diabetes y prevenir las complicaciones. Utilizamos una tabla basada en esos estándares para ayudar a nuestros pacientes a llevar un registro de todo lo que necesitan. Algunas pruebas se realizan cada tres meses y algunas cada año. Por ejemplo, se debe practicar un examen de los ojos por un oftalmólogo y análisis de orina en busca de microalbuminuria (pequeñas cantidades de proteína) cada año. Con estos dos exámenes podemos detectar problemas en los ojos y en los riñones tempranamente e iniciar tratamiento. Puede usted querer mantener su propia hoja de flujo para asegurarse de que le practican esos exámenes en el tiempo indicado y para poder compartir estos resultados con su equipo de cuidados de la salud. Hable con ellos respecto a cuáles pruebas necesita y cuándo debe hacerse cada una.

¿ *Por qué duermo todo el tiempo y, sin embargo, no me siento descansado?*

▼

TIP:

Hay varias razones para que alguien se sienta cansado y quiera dormir todo el tiempo. Si su azúcar en la sangre está demasiado alta, puede tener sueño y falta de energía. Puede usted tener mucho sueño después de una comida, una sensación que podría ser causada por un incremento de su azúcar en la sangre. Su cansancio puede ser un efecto secundario de sus medicinas. Las medicinas asociadas a cansancio son algunas medicinas para úlceras, antihistamínicos, medicinas para la presión arterial, tratamientos para problemas de vaciamiento del estómago (gastroparesia), y la mayoría de antidepresivos. Pregunte a su farmacéutico o a su médico si alguna de sus medicinas podría hacerlo sentir cansado. Puede usted tener un problema tiroideo que se presenta como cansancio. Finalmente, puede estar deprimido y no darse cuenta. Mucha gente con depresión duerme un número excesivo de horas y, sin embargo, no se siente descansado. Otros síntomas de depresión incluyen falta de apetito, falta de interés en las actividades que antes disfrutaba, y episodios frecuentes de llanto. Hable con su equipo de cuidados de la salud respecto a estos síntomas. Son formas sencillas de identificar la depresión y los tratamientos disponibles.

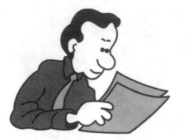

¿Por qué tiene que firmar un médico mi solicitud para conducir?*

▼

TIP:

Así los médicos pueden identificar a la gente que no debe conducir por motivos médicos. Las personas con diabetes pueden poner en peligro su vida y la de otras personas si su vista está muy disminuida debido a la enfermedad diabética de los ojos. Pueden también sufrir de bajas de azúcar frecuentes y severas que pueden interferir con su habilidad para conducir un automóvil. Sin embargo, este riesgo es bajo, ya que sólo uno de cada 10.000 accidentes automovilísticos es atribuible a una baja de azúcar en la sangre (una frecuencia 1.000 veces menor que el riesgo de un accidente relacionado con el alcohol). El mejor enfoque general para renovar su licencia para conducir es establecer una relación con su equipo de cuidados de la salud y así ellos saben si maneja usted bien su diabetes. En la mayoría de los casos su médico revisa sus expedientes y firma la solicitud, estando de acuerdo que debe renovarse su licencia. Si hay alguna duda respecto a su vista, puede ser enviado a un doctor de los ojos para evaluación. Si su médico piensa que su control de azúcar en la sangre es demasiado errático para que usted conduzca un automóvil con seguridad, puede necesitar aprender más respecto a manejar responsablemente su diabetes. ¡La pérdida potencial de su licencia de conducir puede convertirse en el motivador que usted necesita para hacerse responsable de su diabetes!

* No se requiere en todos los Estados.

¿ Por qué me duele cuando tengo
relaciones sexuales con mi esposo?

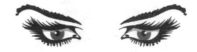

▼

TIP:

A unque los hombres con diabetes tienen problemas sexuales más frecuentemente, las mujeres pueden presentar también dificultades sexuales causadas por la enfermedad. Estos problemas pueden incluir disminución del deseo sexual, resequedad vaginal y dolor con el coito, o incapacidad para alcanzar el orgasmo. Síntomas como éstos no son únicos de la gente con diabetes pero tienden a ocurrir más a menudo en las mujeres con diabetes, especialmente en las que están en la menopausia. La pérdida del deseo sexual puede ser un síntoma de depresión. Frecuentemente responde a medicinas o unas cuantas visitas a un terapeuta. Algunas mujeres tienen aumento del deseo sexual después del tratamiento con testosterona (una hormona) en dosis bajas. Sin embargo, su dolor durante las relaciones sexuales muy probablemente es causado por resequedad vaginal y por el hecho de que sus órganos sexuales no siempre se preparan adecuadamente para el acto sexual. Si usted está llegando o ya está en la menopausia, este problema puede mejorar con terapia estrogénica de reemplazo o una crema de estrógenos que usted aplica en la vagina. El uso de lubricantes sexuales puede también ayudar mucho a disfrutar el sexo. Hablar de su preocupación con su equipo de cuidados de la salud puede ayudarla a reanudar una vida sexual plena y mutuamente satisfactoria con su esposo.

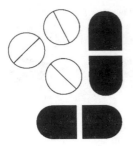

¿ Hay algún método de anticoncepción preferido si tengo diabetes?

▼
TIP:

Usted y su equipo de cuidados de la salud necesitan decidir cuál método de anticoncepción funciona mejor para usted. Debe usar algún tipo de anticoncepción si es sexualmente activa y no quiere embarazarse. Las píldoras anticonceptivas contienen niveles muy bajos de estrógeno (una hormona), y puede usarlas. Puede necesitar más insulina, porque las hormonas de las píldoras anticonceptivas pueden producir un poco de resistencia a la insulina. Una píldora de combinación con norgestinato y un estrógeno sintético es lo mejor para las mujeres con diabetes. La espuma, los condones, o un diafragma funcionan bien si los usa cada vez. Los condones pueden proporcionar el beneficio extra de protección de enfermedades de transmisión sexual como el sida. Si usted quiere un método de anticoncepción que requiera poco esfuerzo, hay "implantes" de hormonas e inyecciones. Éstos proporcionan anticoncepción durante un periodo más largo de tiempo, pero afectan el control de su diabetes. Otra opción para algunas mujeres es el DIU (dispositivo intrauterino), que es un pequeño dispositivo de plástico que se coloca dentro del útero y evita la implantación de los óvulos fertilizados. Debido a que pueden aumentar sus probabilidades de desarrollar una infección, no se recomiendan los DIU en las mujeres con diabetes.

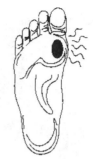

● Si mis pies no duelen, debo, sin
¿ embargo, examinarlos todos los días?

▼

TIP:

¡Sí! Debe examinar sus pies al final del día para estar
seguro de que no tiene ampollas, cortadas, o áreas en
donde el zapato frota su pie. La gente con diabetes puede
perder la sensibilidad al dolor de sus pies, por lo que pueden
desarrollar úlceras y no notarlo, porque no pueden sentir el
dolor. Sin atención médica, las úlceras pueden seguirse
irritando y no cicatrizar adecuadamente. Aunque su equipo de
cuidados de la salud debe examinar sus pies en cada visita,
usted debe estar alerta a cualquier área de enrojecimiento o
sangrado. Es esencial que sus zapatos sean cómodos y se
adapten bien. Pueden hacerse zapatos especiales para usted si
es difícil adaptarlos a sus pies. Use siempre calcetines o
medias para proporcionar acojinamiento entre sus pies y sus
zapatos. Mientras más tiempo ha tenido diabetes un paciente,
más frecuentes son los problemas de los pies. Prevenir las
úlceras de los pies es mucho más fácil que tratar de curarlas.

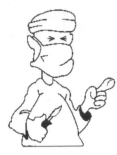

Mi médico dice que me deben extirpar la vesícula biliar, pero ¿no hay un alto riesgo de complicaciones por mi diabetes?

▼
TIP:

Los pacientes con diabetes tienen un mayor riesgo de complicaciones durante y después de un procedimiento quirúrgico, pero se realiza cirugía con éxito en muchos de estos pacientes todos los días. Suponiendo que su cirugía es necesaria, es muy importante que su cirujano y su médico de la diabetes trabajen juntos antes de la cirugía, para prevenir problemas. Se le debe practicar un examen completo de su corazón y riñones, y debe asegurarse que su control del azúcar en la sangre es adecuado en las semanas previas a la cirugía. Debe asegurarse también de que toma líquidos abundantes antes de ir al hospital. Durante la cirugía, sus médicos pueden controlar su azúcar con insulina y glucosa en la vena. Su doctor de diabetes puede inclusive querer estar presente durante la cirugía. Después de la cirugía, el control estricto del azúcar en la sangre ayuda a reducir el riesgo de infecciones postoperatorias. Con estas precauciones, tendrá las mejores probabilidades de una operación exitosa.

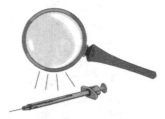

¿ Cómo puedo medir exactamente dosis de medias unidades de insulina para mi hijo de dos años que tiene diabetes?

▼

TIP:

Es conveniente utilizar jeringas de dosis bajas (50 unidades) o muy bajas (30 unidades) cuando se miden pequeñas cantidades de insulina, porque estas jeringas son más estrechas y tienen una escala expandida. Los accesorios que amplifican hacen más fácil ver la escala y están disponibles en muchas farmacias. Además, los fabricantes de insulina proporcionan líquido diluente si es necesario para una medición más exacta.

Muchos niños son sumamente sensibles a la insulina, y no es raro que los médicos prescriban dosis con medias unidades de insulina para estos pacientes. Un estudio reciente determinó la exactitud con la cual los padres de niños pequeños con diabetes son capaces de preparar dosis muy pequeñas de insulina. Los resultados de este estudio sugieren que la gente no mide la insulina con mucha exactitud en las dosis de medias unidades. En forma interesante, el estudio encontró también que la gente tiende a sobreestimar la dosis y aplicar más insulina de la que debe aplicar. Lo bueno es que cada persona tiende a sobreestimar la misma cantidad cada vez. Por lo tanto, para mantener medidas consistentes, los niños pequeños con diabetes pueden requerir que la misma persona prepare sus inyecciones de insulina.

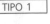

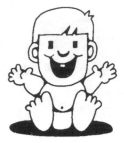

¿• *Cuáles son los riesgos para mi bebé durante mi embarazo?*

▼

TIP:

El embarazo en la diabetes tiene riesgo tanto para usted como para su bebé. Los bebés de madres diabéticas tienen tasas mayores de defectos del nacimiento y mortinatos. También pueden ser anormalmente grandes, lo que complica el parto. Puede evitar muchos de estos problemas con un control del azúcar a niveles casi normales antes y durante el embarazo. Por ejemplo, los infantes de madres diabéticas tienen el 10 % de probabilidad de nacer con un defecto, en comparación con sólo el 2 % de los bebés de madres no diabéticas. Estos defectos del nacimiento involucran típicamente la médula espinal, los riñones y el corazón. Sin embargo, este riesgo de defectos al nacer puede reducirse mucho con un control del azúcar en niveles normales antes de que ocurra el embarazo. De hecho, el control del azúcar es más importante en las primeras 12 semanas del embarazo, porque éste es el tiempo en que se forman los órganos mayores del bebé. Para estar segura, debe planear un nivel de hemoglobina glicosilada (HbA$_{1c}$) dentro del 1 % de lo normal antes de empezar a tratar de embarazarse. Si tiene éxito, proporcionará a su bebé la mejor probabilidad de un inicio sano en la vida, y disminuirá las probabilidades de tener un bebé muy grande. Esto mejora su probabilidad de permanecer sana, también.

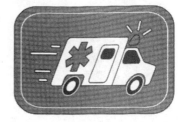

*S*i me hospitalizan, ¿qué puedo esperar respecto a los cuidados de mi diabetes?

▼

TIP:

S u control del azúcar puede deteriorarse en el hospital debido a la variación en el contenido y horario de los alimentos, la inactividad, el estrés del hospital y los cambios en su dosis de insulina. El médico puede no conocer tan bien su diabetes como usted. Siga involucrado en los cuidados de su diabetes (suponiendo que se siente lo suficientemente bien). Determine su azúcar en la sangre usted mismo y lleve un registro para que pueda discutir sus niveles de azúcar con su médico. Su azúcar en la sangre debe determinarse por lo menos cuatro veces al día. Su médico debe establecer un nivel de azúcar para usted, generalmente menor de 200 mg/dl. Espere su insulina o medicina oral para la diabetes en un tiempo razonable (siempre antes de los alimentos). Si usted siente que no está recibiendo suficiente alimento, pida más y dígalo a su médico. Si no puede comer, su diabetes será controlada con insulina en las soluciones IV. Esto requiere monitorización frecuente de su azúcar en la sangre para estar seguros de que no baja o sube demasiado. Debe usted esperar que el médico determine cetonas en la orina más frecuentemente en el hospital de lo que usted lo hace en casa, porque el ayuno y el estrés pueden llevar a cetoacidosis. Tener un papel activo en su propio cuidado de la diabetes en el hospital aumenta sus probabilidades de permanecer sano.

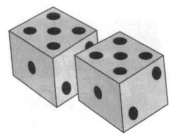

*Si tengo intolerancia a la glucosa,
¿cuáles son mis probabilidades de
tener diabetes más tarde en la vida?*

▼
TIP:

La intolerancia a la glucosa (ITG) es un trastorno
prediabético peligroso. Si se revierte con dieta y ejercicio
se puede evitar la diabetes. La intolerancia a la glucosa es un
área gris entre el azúcar normal y la diabetes. Si usted tiene
ITG, sus valores de azúcar en la sangre antes del desayuno se
encuentran ligeramente elevados, generalmente por arriba de
110 mg/dl. Este nivel no es lo suficientemente elevado para
diagnosticar diabetes, que es por arriba de 126 mg/dl. Aun
cuando no tiene usted diabetes, el 5 % de la gente
con ITG desarrolla diabetes cada año. Esto significa que si
usted ha tenido ITG durante cinco años, sus probabilidades
de desarrollar diabetes aumentan aproximadamente a 25 %.
La gente con ITG generalmente tiene sobrepeso, no practica
mucho ejercicio, y a menudo tiene parientes con diabetes tipo
2. La mayoría de los médicos creen que si la gente con ITG
mejora su salud bajando de peso y haciendo más ejercicio, su
probabilidad de desarrollar diabetes será mucho menor.
Además, puede ayudar una dieta baja en grasa y alta en fibra.
Debe usted verificar su nivel de azúcar en la sangre por lo
menos una vez al año, y si está elevado, trabajar para hacerlo
bajar hasta el rango normal y mantenerlo ahí.

Capítulo 8
NUEVOS CONSEJOS

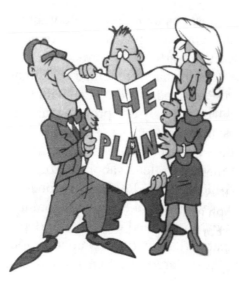

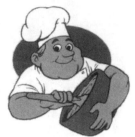

¿Debo usar el nuevo edulcorante artificial Splenda en lugar de otros edulcorantes?

▼
TIP:

Splenda (sucralosa) es un nuevo edulcorante sin calorías recientemente aprobado por la FDA. Tiene varias ventajas sobre los edulcorantes artificiales previamente aprobados. Primero, no se ha informado toxicidad en humanos hasta ahora, aunque no se dispone todavía de estudios a largo plazo. Segundo, no tiene calorías y es aproximadamente cinco veces más dulce que el azúcar de mesa. Tercero, es mucho más estable que Nutrasweet o Equal cuando se usa para cocinar y hornear. Cuarto, Splenda tiene sabor de azúcar y no deja un sabor desagradable después. Por estas razones, Splenda indudablemente se convertirá en un edulcorante artificial muy popular. Sin embargo, si usted debe usarlo depende de su precio en el supermercado y de su preocupación de que no se dispone de estudios a largo plazo en humanos que comprueben su seguridad. Sin embargo, hasta ahora, los animales que han recibido altas dosis de Splenda no han presentado efectos adversos.

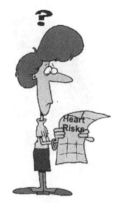

¿ Debo tomar aspirina diariamente si tengo diabetes?

▼

TIP:

Probablemente. La diabetes aumenta su riesgo de morir por complicaciones de enfermedades del corazón y cardiovasculares, por lo que es una pregunta razonable. En noviembre de 1997, la ADA concluyó que el tratamiento con dosis bajas de aspirina debe prescribirse no sólo en pacientes con diabetes que han tenido ataques cardiacos, sino también en pacientes con diabetes que tienen riesgo aumentado de enfermedad cardiaca y arterial futura. Esto incluye tanto hombres como mujeres. La razón por la que la gente con diabetes puede tener mayor riesgo es que sus plaquetas (parte de las células circulantes en la sangre que se aglutinan y evitan el sangrado) pueden aglutinarse más espontáneamente que en la gente que no tiene diabetes. La aspirina evita esta aglutinación y, por lo tanto, puede prevenir ataques cardiacos. Sin embargo, tomar aspirina no está desprovisto de riesgo. Puede causar sangrado gástrico o intestinal. Por eso la gente con úlceras sangrantes no debe tomar aspirina. Sin embargo, este riesgo se reduce mucho si toma usted aspirina con capa entérica, 81 a 325 mg al día. De hecho, la dosis más baja (81 mg) de aspirina con capa entérica ha mostrado ser tan eficaz como cualquier otra dosis más alta para evitar que se aglutinen las plaquetas. Debe usted discutir el uso de aspirina con su médico para saber si es segura para usted.

Capítulo 8 Nuevos consejos

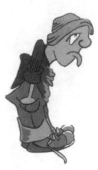

¿ *Qué puedo hacer para que mi hijo o hija adolescente aprenda a ser feliz a pesar de tener diabetes?*

▼
TIP:

Los estudios han mostrado que los adolescentes con diabetes tienen puntuaciones más bajas de "calidad de vida" y son más propensos a la depresión que los adolescentes que no tienen diabetes. Sin embargo, un estudio reciente sugiere que un breve periodo de entrenamiento en "habilidades para enfrentar problemas" puede mejorar tanto la puntuación de la calidad de vida del adolescente como su control de la diabetes. Este entrenamiento implica olvidar los malos hábitos de enfrentar problemas (como comer demasiado o negar el problema) que todos usan para enfrentarse a circunstancias estresantes. El adolescente aprende entonces nuevas habilidades que le proporcionan formas más saludables y más productivas de reaccionar al estrés. En el estudio, estas habilidades las enseñaron profesionales entrenados en cuatro a ocho sesiones de 90 minutos en un mes. Los adolescentes que recibieron el entrenamiento en habilidades para enfrentar problemas tuvieron mejoría en las puntuaciones de la confianza para manejar la diabetes, la tendencia a la depresión y la calidad de vida en general. Pregunte al que proporciona los cuidados de la diabetes a su hijo o a su hija cómo pueden recibir entrenamiento en las habilidades para enfrentar problemas.

¿Qué ayuda a curar las úlceras de mis pies?

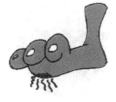

▼

TIP:

La curación requiere un buen cuidado de los pies por el que le proporciona la atención de la salud, incluyendo antibióticos y extirpar el tejido muerto. Usted hace su parte no caminando sobre el pie, manteniéndolo limpio y seco, y siguiendo las indicaciones de su equipo de cuidados de la salud.

Una nueva medicina llamada Regranex gel (becaplermin) ha sido aprobada recientemente por la FDA para las úlceras de los pies que tienen vasos sanguíncos adecuados. Está elaborada con tecnología genética recombinante y no directamente de productos de sangre y, por lo tanto, probablemente es más segura que si fuera elaborada directamente de sangre.

Si usted usa esta medicina, hay varios pasos que debe considerar. Primero, antes de aplicar el gel, su úlcera debe estar limpia y haberse extirpado todo el tejido muerto por su médico o podiatra. La curación puede empczar en las primeras dos semanas y completarse en 10 semanas. Los estudios en pacientes con diabetes muestran que usar Regranex es mejor que los cuidados de la úlcera únicamente. Regranex curó aproximadamente el 50 % de las úlceras en comparación con el 30-40 % con cuidados convencionales únicamente. Desafortunadamente esta medicina es muy costosa. Esperamos que el precio baje en el futuro. Esta medicina puede proporcionarle la ayuda extra que usted necesita, pero su pie requiere también cuidados escrupulosos y seguimiento estrecho con su médico.

Capítulo 8 Nuevos consejos

¿ Qué tan alto es mi riesgo de un ataque cardíaco si tengo diabetes tipo 2?

TIP:

¡Más alto de lo que usted puede pensar! En la gente que no tiene diabetes, uno de los predictores más fuertes de un ataque cardíaco es un ataque cardiaco previo. Un estudio reciente ha mostrado que la gente con diabetes tipo 2 que no ha tenido un ataque cardiaco tiene un riesgo de un ataque cardiaco futuro tan alto como una persona sin diabetes que ya ha tenido un ataque cardiaco. Este hallazgo sugiere que los factores de riesgo de enfermedad cardiaca, como fumar, presión arterial alta y niveles elevados de colesterol, deben ser tratados muy agresivamente en la gente con diabetes. Algunos expertos piensan inclusive que la gente con diabetes tipo 2 debe ser tratada con medicinas si tienen ya enfermedad cardiaca. Por lo tanto, si su equipo de cuidados de la diabetes sugiere tratamiento específico para disminuir su riesgo de un ataque cardiaco, debe considerar seriamente intentarlo.

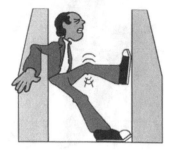

¿ *Es importante la resistencia a la insulina para mi diabetes? ¿Qué puedo hacer al respecto?*

▼
TIP:

Sí, la resistencia a la insulina agrava la diabetes. No sabemos por qué la gente con diabetes tiene resistencia a la insulina. Los médicos recomiendan varias medidas para reducir la resistencia a la insulina y hacer su propia insulina más eficaz y más capaz de controlar su azúcar en la sangre. Las medidas para reducir la resistencia a la insulina sin medicinas son una dieta baja en calorías, bajar de peso y practicar ejercicio regular y vigoroso. En otras palabras, un estilo de vida saludable puede ayudarlo a reducir la resistencia a la insulina. Recientemente la FDA aprobó dos medicinas para la diabetes tipo 2. Estas dos medicinas reducen también la resistencia a la insulina y, por lo tanto, mejoran el control de la diabetes. El metformin (Glucophage) actúa sobre el hígado, y en menor grado, sobre los músculos para reducir la resistencia a la insulina. La troglitazona (Rezulin) actúa en el hígado, músculos y tejido graso para reducir la resistencia a la insulina. Estas dos medicinas se utilizan ampliamente en el manejo de la diabetes tipo 2 y han sido muy eficaces. Si usted tiene diabetes tipo 2, discuta con el que le proporciona los cuidados de la salud cuáles enfoques son mejores para usted para reducir la resistencia a la insulina.

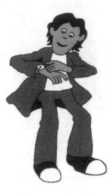

¿ Cuándo debo aplicarme mi insulina lispro si mi azúcar en la sangre está elevada antes de un alimento?

▼

TIP:

Lispro (Humalog) es una insulina de acción rápida, por lo que se recomienda que se aplique entre 0 y 15 minutos antes del alimento. Sin embargo, este consejo puede no aplicarse si tiene azúcar alta en la sangre. Puede necesitar inyectarse y esperar que su azúcar en la sangre baje antes de comer. Esto asegura un menor nivel de azúcar después de comer. Un estudio reciente examinó el efecto de variar el momento de la inyección de la insulina lispro antes del desayuno en personas que tenían niveles de azúcar en la sangre de 180 mg/dl. Este estudio mostró que durante 5 horas después del desayuno, el azúcar permaneció más baja cuando se inyectó la insulina lispro 15 a 30 minutos antes de comer, en comparación con una inyección al momento del alimento. La insulina lispro es un avance significativo en el tratamiento con insulina y le permite corregir el azúcar elevada en la sangre mucho más rápidamente que si usa insulina regular. Sin embargo, es bueno estar consciente de la necesidad del momento apropiado para la inyección de insulina lispro si tiene usted alta el azúcar en la sangre antes de un alimento.

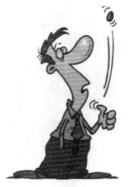

¿Se pueden predecir las complicaciones de la diabetes?

▼

TIP:

Algunas veces. Sabemos que ciertos factores, como tener consistentemente niveles altos de azúcar en la sangre, predicen el desarrollo de más complicaciones diabéticas, pero no podemos predecir quién va a desarrollar cuáles complicaciones. Sin embargo, los estudios de investigación de las complicaciones pueden ser útiles e informativos. Por ejemplo, un estudio reciente trató de determinar los predictores más importantes de la enfermedad de los ojos, la enfermedad renal y las amputaciones en 2.774 pacientes con diabetes. Este estudio mostró que los individuos de mayor edad y la gente con menor educación tenían más posibilidades de sufrir complicaciones. Pero otros factores fueron importantes también. En la gente con diabetes tipo 1, la combinación de presión arterial alta y fumar fue el predictor más fuerte de complicaciones diabéticas. En la gente con diabetes tipo 2, la falla en buscar cuidados regulares para la diabetes fue el predictor más fuerte de las complicaciones diabéticas. Aunque nunca podemos estar absolutamente ciertos de que usted no desarrollará complicaciones diabéticas, sabemos que puede minimizar su riesgo controlando cuidadosamente su azúcar en la sangre, controlando su presión arterial, dejando de fumar, y trabajando con su equipo de cuidados de la salud para estar lo más sano posible.

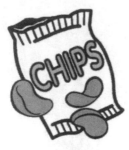

¿ *Qué son "reemplazos de la grasa"?*

▼

TIP:

Los reemplazos de la grasa son ingredientes que los fabricantes ponen en el alimento para desempeñar el papel de la grasa en ese alimento. Estos "reemplazos" pueden estar hechos de carbohidratos, proteínas o grasa. La razón por la que los reemplazos de la grasa pueden ser útiles en su dieta, es el hecho simple de que la grasa tiene nueve calorías por gramo de alimento, un contenido de energía muy elevado para una pequeña cantidad de alimento. (Los carbohidratos y proteínas tienen sólo cuatro calorías por gramo.) Por otro lado, muchos reemplazos de la grasa, particularmente si están basados en carbohidratos o proteínas, tienen sólo cinco calorías por gramo de alimento. Por lo tanto, si usted consume el mismo peso de alimento, obtiene la mitad de calorías y puede, por lo tanto, bajar de peso. El problema es que mucha gente supone que los alimentos libres de grasa son mucho más bajos en calorías y que pueden consumir grandes raciones de ellos. Éste no es el caso; que sean libres de grasa no significa que sean libres de calorías. Además, cuidado con los reemplazos de grasa hechos de carbohidratos, porque tendrán un efecto sobre su nivel de azúcar en la sangre.

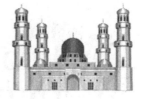

¿Cómo debo manejar mi diabetes
durante un ayuno prolongado como en
el Ramadán?

▼

TIP:

El Ramadán es un ayuno de un mes observado por la religión mahometana. Si debe o no participar es un tema de controversia entre los que proporcionan los cuidados para la diabetes, pero reconocemos que muchos pacientes participan. Primero que todo, reconozca que el consumo de alimentos no está totalmente prohibido durante el Ramadán. Sólo se prohíbe durante las horas con luz del día. Muchos pacientes con diabetes tipo 2 pueden desarrollar un horario para satisfacer estos requisitos, aunque las dosis de ciertas medicinas para las diabetes tienen que disminuirse o suspenderse durante este periodo. El ayuno prolongado representa un problema más difícil para la gente con diabetes tipo 1. La dosis de insulina probablemente tendrá que reducirse mucho para evitar bajas de azúcar en la sangre, y es esencial monitorizar frecuentemente el nivel de azúcar en la sangre. Las cetonas se producen con ayuno y deficiencia de insulina, por lo que se deben determinar cetonas en la orina una o dos veces al día para evitar desarrollar cetoacidosis. Pregunte a su médico qué debe hacer si aparecen cetonas en su orina, pero no tiene el azúcar alta en la sangre. Finalmente, desarrolle un plan para tratar la hipoglucemia mientras está en ayuno. La religión mahometana exenta a la gente enferma del ayuno estricto, por lo que puede ser razonable decidir comer algo si su azúcar en la sangre disminuye por debajo de algún umbral predeterminado, como por ejemplo, 60 mg/dl.

Capítulo 9
RECURSOS

American Association of Diabetes Educators   (800) 832-6874
   100 W. Monroe Street   (312) 424-2426
   Suite 400
   Chicago, IL 60603

American Diabetes Association   (800) 806-7801
   Información para pacientes   (800) 342-2383
   1701 N. Beauregard St.   (703) 549-1500
   Alexandria, VA 22311

The American Dietetic Association   (800) 366-1655
   216 West Jackson Blvd.
   Suite 205
   Chicago, IL 60606-6995

International Diabetic Athletes Association   (602) 230-8155
   6829 North 12th St.
   Suite 205
   Phoenix, AZ 85014

National Diabetes Information Clearinghouse   (301) 468-2162
   Box NDIC
   9000 Rockville Pk.
   Bethesda, MD 20892

ÍNDICE

101 Consejos para estar sano teniendo diabetes (y evitar complicaciones)

Acerca de la American Diabetes Association

La American Diabetes Association es la principal organización voluntaria de salud de la nación que apoya la investigación, información y defensa de la diabetes. Fundada en 1940, la Asociación proporciona servicios a las comunidades de todo el país. Su misión es prevenir y curar la diabetes y mejorar la vida de toda la gente afectada con diabetes.

Durante más de 50 años, la American Diabetes Association ha sido el principal editor de información integral de diabetes para la gente con diabetes y para los profesionales de cuidados de la salud que la tratan. Su enorme biblioteca de libros prácticos y expertos para la gente con diabetes cubre todos los aspectos del autocuidados—cocina y nutrición, condicionamiento, control de peso, medicinas, complicaciones, aspectos emocionales y autocuidados en general. La Asociación publica también libros y guías de tratamiento médico para médicos y otros profesionales de cuidados de la salud.

La membresía en la Asociación está disponible para los profesionales de cuidados de la salud y para la gente con diabetes, e incluye suscripciones a una o más de las publicaciones de la Asociación. La gente con diabetes recibe Diabetes Forecast, la revista principal de la nación sobre salud y bienestar para la gente con diabetes. Los profesionales de los cuidados de la salud reciben una o más de las cinco revistas médicas y científicas de la Asociación.

Para mayor información, llamar sin costo a:

Preguntas sobre diabetes:	1-800-DIABETES
Membresía, gente con diabetes:	1-800-806-7801
Membresía, profesionales de la salud:	1-800-232-3472
Catálogo gratuito de libros de la ADA:	1-800-232-6733
Visítenos en Internet:	www.diabetes.org
Visítenos en nuestra librería en Internet:	merchant.diabetes.org